症状別 神経症は治る 1

外出・乗車・閉所・高所・尖端恐怖症編

和久廣文

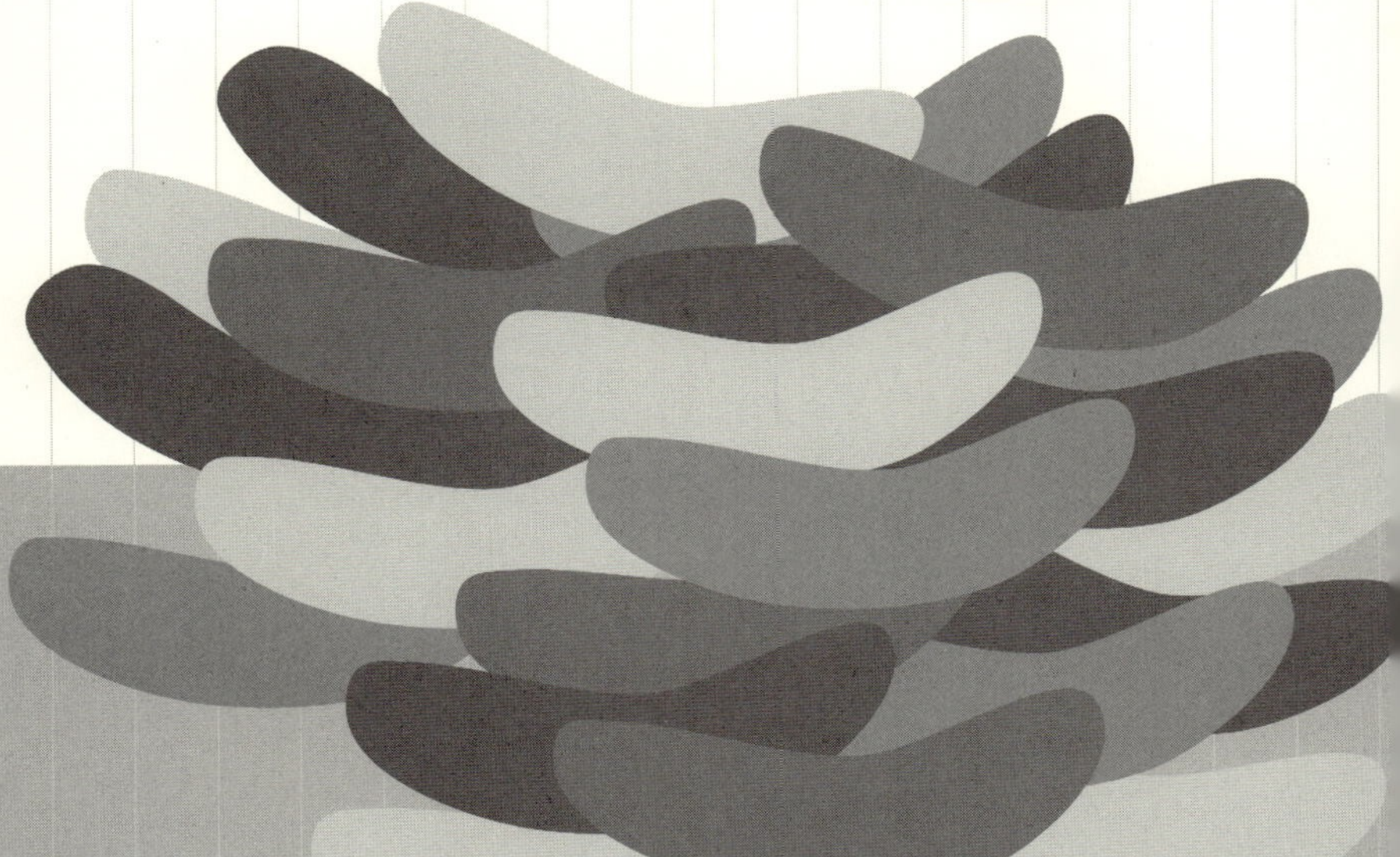

日本教文社

はじめに

これまで私は、『強迫神経症は治る』『強迫神経症克服マニュアル』『不安神経症は治る』『不安神経症と強迫神経症が治る60章』（以上、日本教文社刊）等、不安神経症や強迫神経症の克服についての本を著してきました。そして、さまざまな不安や恐怖について書いてきました。本書では、その中でも特に、外出、乗車、閉所、高所などに対する恐怖症状の克服に的を絞って書いています。

文中、「症状」という表現が出てきますが、これは必ずしも病的な意味だけではなく、「私は高所恐怖症だよ」などと、健常者自らが自分の不安や恐怖を公言する際の意味も含まれています。

しかし、外出、乗車、閉所、高所に真に恐怖し、それらへのとらわれが深まり、イメージしただけでも、実際に恐怖する場面に直面しているかのような臨場感を覚えたかのように怯《おび》えるとなると、これはまさしく「症状的」だと言えるでしょう。

しかし、症状的であるにしろないにしろ、家に閉じこもり、心を流れの悪い状態のままにしておいてはいけません。心と身体を動かし働かせてこそ、克服は得られるからです。

本書は、これまでの私の著作同様、論理のみによる克服に比重をかけるのではなく、あらゆる場面を想定し、真に症状を克服するのに有効な、体験的な方法をも網羅した実践的な内容となっています。

克服の核を成すものは、読んでいただければすぐにおわかりになるように、「流れる心」です。この「流れる心」の力を発揮すれば、症状は克服へと向かうのです。読者の方におかれましては、くれぐれもこのことに留意して本書をお読みくださるよう、お願いいたします。

なお今回も、本書の出版に深いご理解をいただいた日本教文社に深く感謝し、編集に関わってくださった黒河内将氏にお礼を申し上げます。

平成十四年三月

和久廣文

症状別　神経症は治る　1――外出・乗車・閉所・高所・尖端恐怖症編

●目次●

第2章　乗車恐怖

第5章 尖端《せんたん》恐怖

症状別　神経症は治る　1——外出・乗車・閉所・高所・尖端恐怖症編

序章

これまでの私の著書における神経症克服の理論は、「流れる心」の精神に基づいています。本書も当然「流れる心」の精神に基づいており、文中、それぞれの症状や状況に応じた「流れる心」による克服法を、ふんだんに紹介しています。

では、「流れる心」による克服とは、一体どのようなものなのでしょうか？　本書を読み進むにも、その基本的な意味を知っていただいた方が、理解はもちろんですが、治り（克服）への確かな手応えが確実に得られると思います。

「流れる心」とは、「健全な川」の流れに象徴されます。自然に流れる「健全な川」は、適度な水量で「前向きに」流れつづけています。しかし、その流れつづける「健全な川」には、常にチリやゴミなどが流れ込んできます。

ところが、「賢い川」（健全な川）は、それらに「こだわり」、また「とらわれ」てしまうことなく、チリやゴミを流し、流れつづけます。ここで、もし「川」自らがその流れを止めてしまえば、やがては酸素欠乏の「ドブ溜まり」に陥り、川の社会では「不適応川」になってしまうでしょう。しかし、知恵を発揮する賢い「健全な川」は、チリやゴミ(不安や恐怖や強迫観念など)が流れ込んできても、決して「慌てない」のです。

つまり、「健全な川」が賢明たる所以《ゆえん》は、不必要に「こだわり」、「とらわれ」ることなく、自らが最善を尽くし、精一杯に前向きに流れつづけていることにあるのです。そのため必然的に、「川」は「ドブ溜まり」には陥らず、河川社会に適応できているのです。

充分な酸素(希望)に満ちて流れつづける河川であれば、鮭《さけ》も産卵のためにさかのぼってきます。さらには鮎《あゆ》も上ってくるし、その他の魚たちも棲《す》みつくようになるでしょう。そしてやがては、新たなる生命の誕生をみるのです。

人の心も、これと同じです。心が前向きに流れてこそ、精神力も強化され、「こだわり」や「とらわれ」に翻弄《ほんろう》されず、症状も癒され、社会生活に適応していけるのです。つまり、不安が生じても、最善なる知恵と気力を発揮し、対応していけるのです。

要は、「前向きな思考と実践」によって心を流して前進するのです。

この「流れる心」の精神こそは、自己啓発への大いなる力になるだけではなく、不安神経症、強迫神経症、うつ病などの克服にも、きっと役立つ特効薬でありましょう。ですから、ぜひとも、私の「流れる心」の論理を、あなたなりに活用してみてください。得ることは山ほどあっても、失うものなど決してないはずですから。

第1章 外出恐怖

1 なぜ外出が怖いのか

「どうして外出が怖いのか?」と症状者に訊《き》いても、単に「家の中から外へ出るから!」「大地震が起こるかもしれないから!」「交通事故に遭《あ》うかもしれないから!」「人が多勢いるから!」などと答えるばかりで、決して単純明快にその理由がわかるものではありません。

外出恐怖にはきっと、精神的・身体的に不安定で、健全さを欠いていることが大きく関わっているはずです。であれば、自分に自信がなく、外出時のアクシデントを絶えず想定しているあなたにとって、怯《おび》えは日常茶飯事でありましょう。なお、たとえ重度の神経症で苦しんでいたとしても、「外出恐怖」に必ず陥るとは限りません。

なお、発達(成長)過程での精神的外傷(トラウマ)が症状に関係しているかもしれないから絶対的に精神分析的に治療せよ、というのは私の持論ではありません。過去のことについてわかっていることがあれば、充分に参考にはします。しかし、私の「流れる心」による克服法は、過去に原因があっても、それを必ずしも深くは問わず、今の症状の軽減や消滅を目指すものなのです。

【1】——心の流れはどうなっている?

◇恐怖にとらわれていないか

「外出すると怖い……」という思いに、あなたは縛られすぎていませんか? 「外出すると怖い……」と決めつけていませんか? あなたはその恐怖の原因を一言では言い表せないかもしれませんが、外出への恐怖を高めるマイナス思考だけはやめましょう。

簡単に言えば、「恐怖にとらわれるのも習慣、とらわれないのも習慣」なのです。ですから、日常生活の中で常に自分にとって意味のあるものや興味を持てるものを探し求め、そのことが身（心）についてくれれば、「外出云々……」などと懸念する度合も目に見えて低くなっていくものなのです。

【2】――常にプラス思考を働かせているか

◇客観性と人への思いやりを発揮せよ

あなたは、「外出は怖いものだ」という自己暗示に嵌《は》まっていませんか？　外出前の不安でも、外出してからの恐怖でも、悪い方に考え（思い）つづけていると、ますますその方向への被《ひ》暗示性《あんじせい》の亢進《こうしん》に拍車がかかるものです。まさに、心の流れの逆流であります。こうなると、日《ひ》毎《ごと》に外出が困難になり、習慣化してしまいます。

心身の健康に問題があれば、外出恐怖になるのも理解できないわけではありません。しかし、私が言わんとしているのは、マイナス思考により「それなりの外出」もできなくなるということへの懸念です。

ここで大切なのは、気分にすっかり翻弄されるのではなく、客観的に、そして冷静に、自分の心身の状態や状況を観察してみることなのです。

なんらかの理由で「外出恐怖」に陥っているとしても、絶対安静を言い渡されたわけでも、重いうつ病でもないのなら、「外を出歩かないのは不自然だ……」と思えないか、自分に問うてごらんなさい。そしてさらに、こう問うてごらんなさい。「正直なところ、家にじっとしていて調子が良くなるのだろうか……? 外出が怖いからと言って、やたらに外出の予定を変更したり中止したりしていて治るのだろうか……?」こう問えば、きっと、外出を少し恐れすぎの、ありのままの自分の心が見えてくるでしょう。

それではここで、外出恐怖克服の一例を紹介しますので、あなたも登場人物と一緒に外出してみましょう。

……………………………………………………

●三十歳を少し過ぎたばかりの母親。今日もいつものように、小学校二年生の娘は学校へ、夫は会社へ出かけた。でも、今日は夫の誕生日なので、プレゼントとしてブランド物のネクタイを買うために外出したいと思っている……。

しかし彼女は、いつからか、一人での遠出が苦手になっていて、最近では、いつも夫と一緒でないと外出が困難である。特に身体症状があるわけでもないのに、いつも不安に駆られ、その不安に行動（予定）を支配（変更）されてしまう……。そしてそのたびに、夫や娘に心配や不便をかけてしまう……。だから、「今日は一人で外出して、心を込めたプレゼントを買おうかしら……」と、本気になって考えたのだった……。

でも、いつものように、「外出中に動悸が激しくなったら……」「不安が嵩《こう》じて倒れてしまったら（失神などしたら）……」「精神がおかしくなってしまったら……」などと、まさに症状的・消極的な「うしろ向き思考」に入り込みそうになってしまった……。でも、そこで彼女はハッと気がついた。

「いつも私は、一方的に気持ちを走らせてしまい、客観性を発揮しようとしていない。気分に翻弄《ほんろう》されてしまっていて、やたらに不安に不安を重ねているだけなんだ。以前に、病院でパニック障害とか不安神経症などと診《み》られたことがあったけど、そのことに必要以上にとらわれてしまっているんだ。そうだ、私はどこも悪くないんだ。ただ、健全な心の流れになっていないだけなんだ。つまらない『不安遊び』に戯《たわむ》れていただけなんだわ……」

彼女は、そう信じることに心を決めて、一人での遠出に対して、かなり意識的にではあるが、前向きに考えるという「流れる心」を駆使しはじめたのだった。

外出のための身仕度が終わり、家を出た。駅までの一人歩きに少しドキドキしたが、「私はどこも悪くない」と自分に言い聞かせた。そして、むしろ「ドキドキ」に合わせて歩くぐらいの気持ちになってみた。

駅で乗車券を買い、自動改札機を通り、ホームで電車を待った。子供たちや老人たちも、彼女と同じように電車を待っていた。

電車が到着すると、彼女は、何食わぬ顔で、何気ない仕草で、さっさと電車に乗り込み、空席を見つけ腰かけた。周囲を見回すと、乗客は思い思いの表情で、前向きに心を流しているように見えた。彼女も、前向きな心を駆使しようと思った。そこで今できる前向き思考として、「夫にはどんな柄《がら》のネクタイが似合うだろうか？　奮発して二本買っちゃおうかな……」と考えた。かなり意識的な「流れる心」への入り方だったが、彼女は「これでいいんだわ……」と思うことにしたのだった。

やがて電車は目的の駅に着いた。改札口を出たすぐ右側がデパートである。

デパートの中へ入ってから彼女は一瞬考えた。「エレベーターにしようか……エスカレーターにしようか……」と。これはたぶん、「自分にとってどちらが安全（安心）か」という思考によるものである。

そこで彼女は、「目的の五階へ行けるなら、どちらを使ってもいいのだ」という思考を働かせた。そこで、ちょうど扉が開いた近くのエレベーターに乗った。あまり迷わないでの行動のためか、不安になることはなかった。

ネクタイ売場に着いた彼女は、多くの色や柄に目を奪われ、いろいろ目移りしながらも、気に入ったネクタイを手に取り、想像の中で夫にあてがいながら選んでいった。周囲の客たちも、思い思いに品定めをしていた。

そんな最中にも、一人での遠出によって買物をしている自分……を意識した。けれども彼女は、「今はネクタイ選びに心を向けるのだ！」と心を流しつづけた。すると、なんとなく、自然に買物に心が流れている自覚が持てた。そして彼女は、「本当はそんな意識などない方がいいのだが、すぐにふたたび心を流していく……という、少しぐらいの意識的な働きがあってもいいんだわ……」と、自分を大目に見ることにした。

結局、二本のネクタイを箱入りで包装してもらい、リボンもかけてもらった。その時、売場近くのエスカレーターが彼女の目に入った。まるで「どうぞこちらへ」と招《まね》かれているような気分になった。すると、なぜか急いで逃げ帰ろうという気分もなく、そのエスカレーターに乗り、一階まで降りて、ゆっくりと表へ歩き出たのだった。

夫へのプレゼントを自分一人で買えたことで、彼女は、当然のことのような、嬉しいような気持ちになった。その穏やかな心の流れのおかげによるものなのか、外出の不安や恐怖はあまり湧いてこなかった。それどころか、多勢の人々と行き交う雑踏の中でも、とても落ち着いた気分であった。そして、さらには、一度出てきたデパートに引き返し、地下食料品売場で晩のおかずを買ったのだった……。

……………………………………………………

【3】──孤独感の虜《とりこ》になっていないか

◇あなたは、本当に孤独なのか

孤独の感情は、かなり流動的なものであります。仮に、一人暮しの人がいて、客観的に（人から見て）孤独と見えて（思われて）も、実際はそうではないかもしれません。つまり、孤独そうな一人暮らしであっても、必ずしも孤独の感情に支配されているとは限らず、また逆に、家族との生活だから決して孤独ではないとも言いきれないのです。もちろん、状況や状態、環境が、孤独感の喚起に大いに関係することは否定できません。

しかし、ここで問題になってくるのは、どれほどに心が順調に流れているか、あるいは停滞してしまっているか、ということなのです。いつも消極的・否定的・自己憐憫《じこれんびん》的な思考をして時を過ごしていたのでは、誰でも寂しい感情に見舞われてしまいます。これでは、まるで自分から進んで孤独の境地に入り込むのと同じです。

こういう心理状態の時は、身体を動かすことが必要なのです。そのためには、「孤独だから何もする気がしない……」という思いから離れてみることです。意識的でかまわないから、人間関係や趣味、仕事などをきっかけにして、身体を動かすようにしてみるのです。そうすれば、孤独感は薄れていくはずです。

ぜひとも、自分の心に何かプラス(前向き)の刺激を与えてごらんなさい。そのうえで身体も動かせば、血液の循環が良くなるのと同じように、心の流れ(循環)も良くなっていくのです。これぞ、「流れる心」なのです。

「やることも考えることもない……」と考えるのではなく、建設的・楽観的な気分を喚起させて何かを探してごらんなさい。求める心があれば、きっと見つかるものです。そうすれば、その求める心の機が熟してきて、「外出」への億劫《おっくう》さや不安感など、徐々に薄れていくはずなのです。

◇外出先には「幸福」が待っている

言うまでもなく、ひとたび孤独感に陥ったり、外出に恐怖したりするようになってしまっても、「何をしても無駄だ！」ということにはならないのです。あなたの「心の方向性」が確かであればいいのです。

もし、心が今眠っている状態で、「心の方向性」が定まらないのであれば、自分で目覚める（気づく）しかないのです。つまり、「この孤独感は思い込みによるものであり、その気さえあれば、いつでも抜け出せる……」と思うことから始めてみるのです。もしもあなたが、うつ状態や強固な厭世観《えんせいかん》でどうにもならないようであっても、勇気を出して、気を取り直すのです。

もしもあなたが、青春時代を謳歌《おうか》しているはずの今、外出に恐怖しなければならない心理状態で、「まともな、人並みの、幸福な結婚などは夢また夢の幻《まぼろし》……」だと思ったとしても、あなたの「心の方向性」が軌道修正されれば、決して何の心配もいらないのです。心が前向きに流れはじめれば、きっと運（道）は開けてきます。少しは精神的な苦悩（苦労）を伴うでしょうが、その峠を越しさえすれば、「あなたなりの幸福」に出逢えるものです。

慌《あわ》てず、急がず、あなたなりのペースで「流れる心」を実践してみましょう。

それではここで、あなたが外出恐怖に苦悩する二十歳の女性で、これから母親と一緒に外出すると想定して、克服への実践例を紹介してみましょう（ここでの外出恐怖は、身体症状によるものではなく、ほぼ心の問題によるものです）。

●「二十歳の女性であるあなた」は、心の症状が治れば外出恐怖も治るはずだと思っている。しかし、その一方で、いつになったら普通に外出できるようになるのかという心配が、決して頭から離れないでいる……。

だが、「あなた」よ！　そうした時には、「家の外には、年頃の私にふさわしい青春の象徴が、恋人であれ、仕事であれ、きっと待ってくれているんだわ。私の青春は、家の中にではなく、外出した先々で門戸を開いて待ってくれている……」という思いを、多分に夢心地でもいいから抱いてごらんなさい。もちろん、これだけで外出恐怖の感情がゼロにならないままでも、これが「流れる心」を働かせる思考だと思ってほしいのです。

さっさと身仕度をし、母親と一緒に仲良く歩いて駅に向かう「あなた」……。駅に着き、乗車券を買い、ホームで待つこと数分で電車が入ってきた。電車に乗ると、空席を見つけて腰をかける。そして、他の人たちと同じ「乗客」になり、電車の揺れに身も心も任せていく……。

この時、あなたには、不安や恐怖が去来するかもしれません。しかし、「この感情を軽くしなければ」などと焦《あせ》る必要はないのです。その不安や恐怖は、そのまま素直に受け止め、感じているしかないのです。

それでも、もしどうしても不安や恐怖に対処するための「助け舟」が欲しいのならば、次のように自分に言い聞かせるのです。

「誰もいない山奥に迷い込み、帰り道がわからなくなったわけじゃない。母親も、多くの善意に満ちた乗客たちも、私と同じ状況にあるのに、笑顔を見せているじゃないか。自分よりも体力のない子供たちや老人たちも、リラックスして乗っているじゃないか。外出を果たしているじゃないか。私は一体、何を恐れているんだろうか?」

目的地に着いたら、その日の用事に従ってどんどん行動してください。その時の思考は、「私は元気だ! 恐れるものは何もない!」でいいのです。だって、それが事実なのですから。

これを積み重ねていけば、そのうち必然的に「外出慣れ」という力が甦《よみがえ》ってくるものです。そうすれば、あなたなりの外出の機会が、仕事の面でも人間関係でもきっと生じてきます。

あなたにとって外出先とは、願ってもない幸福への「足場」なのです。ですから、外出を積み重ね、「足場」を数多くしていけば、そのうち精神（心）の症状などはついでに治ってしまうものなのです。

【4】——症状とどう関わるか

◇うつ状態の場合の外出

初めに申し上げておきますが、うつ状態（うつ病）で気が滅入っていて、外出などしたくない症状者に対して、「勇気を出して外出すれば大丈夫だ！」などと指示するつもりは毛頭ありません。外出するしないは本人の心の状態次第だと言えます。うつ状態であれば、精神的エネルギーの低下はもちろん、身体的にもある程度は衰退しているからです。

かといって、「うつ状態に陥っている時は外出するべからず！」などと忠告しているのではありません。

窓の外や空に目をやっても、なんとなく「灰色気分」に感じられれば、外出への意欲が湧かなくて当然でしょう。「仮面うつ病」（内因性うつ病のうちでも、身体症状が前面に現れ、精神症状がほとんどないか、まったくないもの）の人も含めて、自分の心身に自信が持てないと、

「外出という行動に従《つ》いていけない！」「外出が不安！」「外界に恐怖を感じる！」といった心境に陥るものだからです。

症状者本人が自覚しているうつの度合は、他人（家族も含めて）が正しく従《つ》いていける（窺《うかが》い知ることができる）ものではありません。ですから、「外出する力は充分にある……のだから、どんどん外出せよ！」などと忠告するのは、気持ちはわかりますが、決して正しいとは思いません。だからといって、長く床《とこ》に臥《ふ》せている症状者に「あんたは外出しちゃダメだ！」などと言うのも、決して正しい援助者の対応のあり方だとは思いません。

もしもあなたが「うつ状態による外出不安」であれば、自分に正直になって、外出について考えてごらんなさい。そうすれば、現在における行動（外出）可能範囲が予測できると思います。ズルをして（症状を口実にして）外出しないという計算など決してするはずがない「あなた」。心身の状態に見合った近所への買物から、外出を少しずつ始めてみたらいいのです。それも、静かなる「流れる心」の始まりなのです。

◇不安神経症の場合の外出

不安神経症とは、理由もないのに異様な不安を覚え、激しい動悸や呼吸困難等のパニックを伴う症状のことです。この症状には急性の不安状態と慢性的な不安状態がありますが、どちらの場合も、心悸亢進《しんきこうしん》や呼吸困難を感じたりマイナス思考をしたりすると、被暗示性が亢進《こうしん》し、死の恐怖で怯えることがあります。何の前触れも動機もなかったはずなのに、急に不安に駆られたりします。それこそ、不合理な不安状態としか言いようがありません。

本人にしてみれば、たいした対象のない不安感の喚起は、とても不気味なものです。だからこそ、「予期不安」(不安や恐怖を覚える状況や場所にいる自分をあらかじめ想像し、不安になること)に駆られるのも、ある程度は仕方がないのかもしれません。

症状者が抱く外出前の不安感は、何か問題を抱えた時に健常者が抱く不安感とはかなり違います(外出恐怖には、乗車恐怖や閉所恐怖、高所恐怖などと関係するものもありますが、それらについては第2章〜4章の中で述べます)。当然、症状者が外出直前や外出中に抱く恐怖感と同じ感情を健常者は抱くことなどできません。なぜなら、「不安慣れ」している症状者であっても、その恐怖感にはどう対応していいかわからないほどだからです。ましてや、その種の不安や恐怖に慣れているはずもない健常者にとっては、想像を越えるものであります。

さて、不安神経症者は、動揺している場合には、心身に関する異常感覚にとらわれて外出に恐怖するだけではなく、地震、火災、鉄道事故、その他の不測の事態に直面することを想像しても、かなり周章狼狽《しゅうしょうろうばい》するものです。災難や事故などが、直接的にしろ間接的にしろ、どれくらい自分に被害を及ぼすかが心配なのです。

人間は誰しも、事故や災難に遭《あ》えば、不安を感知するようになります。しかし、なんらかの不安要素を秘めている今の苦悩者は、さらなる予期不安に入りやすいのです。つまり、先回りして、外出を不安にしてしまうのです。

それでは、不安神経症で悩んでいる場合の外出恐怖について、その克服のポイントを具体的に述べていきましょう。

●不安神経症の症状は、死への恐怖が強いものの、重度の強迫神経症に比べれば、社会生活適応度の面では、それはそれは軽いものです。強い強迫観念(考えまいとしても、たえず心を占有して離れない考え)や強迫行為(強迫観念を打ち消すためや、安全を願うために何度も繰り返すオマジナイの行為)によって極端に行動を支配されることもかなり少なく、日常の生活に充分に適応できます。

しかし、「強迫神経症者が実践可能なのに、どうして私にはできないのか……」というものに「旅行」があります。不安神経症による外出恐怖の症状者にとって、たとえば冠婚葬祭で遠方の田舎へ出かけることは、かなり困難なものです。ですから、「家族と一緒だから、会社の仲間と一緒だから『安心』のはず」と思うのは、健常者か、もしくは、症状者であっても不合理な強い不安喚起を知らない人です。

とはいえ、不安神経症者の外出不安（恐怖）は、「前向きに、前向きに……」というプラスの観念を駆使すれば、かなり意識的ながらも実践に入れるものです。一方、意地になってでも意識的な実践を試みようとしても、それは叶《かな》わず、たとえ実践できた場合でも、必ずしも達成感や克服感を得られないばかりか、すっかり懲《こ》りたりします。それは多分に心の準備の不足によるものであったりします。

●もしもあなたがビジネスマンやＯＬであるならば、心の流れを良くすることが一番です。現在の生活環境や職場（職種）が、嫌《いや》で仕方がないのなら（症状によるものではなく）、その原因が人間関係であれ、会社の体質であれ、土地柄であれ、自分一人の努力ではどうにもならないものだとわかれば、さっさと別の生活環境や仕事に変えた方が、少なくとも症状克服には大いに役立つ場合もあります。つまり、「もう少し我慢すれば……？」「がんばって乗り越えれば……？」などの健常者の叱咤激励《しったげきれい》は、間違ってはいないにしても、的を射ていない助言であったりするのです。その感覚は、あなた自身が充分にわかっているはずです。

ここで大切なのは、あなたの「心の方向性」であり、現在の職場（会社）が嫌いなのではなく、単に不安症状を克服したいのならば、あとはただ、不安の克服あるのみだということです。そうした症状者におかれては、次に挙げた言葉が克服への心の流し方を身（心）につけるのに役立つことを願っています。

☆出勤途中の電車の中で、なんとなく不安な気分になっても、引き返すのではなく、「出社するしかないのだ！」と心に決め、出勤してしまう……ということに慣れよ。

☆仕事中、対談中、食事中、不合理な不安や恐怖に見舞われても、「時間が経《た》てば治《おさ》まる！」との思いで、その大揺れを躱《かわ》す……。これを身（心）につければ、「外出が怖い……」などと弱音《よわね》を吐かなくてすむようになる。

☆「いつ、どこにいても（出かけても）、自分はどこも調子など悪くはない！　人一倍、身体は丈夫なのだ！」と思い込んでしまえば、外出後の後悔はなくなるか、かなり少なくなっていくものです。そうすれば、外出に恐怖する理由はなくなるのです。外出恐怖は、「単なる気分のいたずら」と諦《あきら》めるべし。不安が生じても外出する毎日を続けていれば、やがては「大した不安ではない……」と思えてくるものだ。

●もしもあなたが主婦であるならば、外出して当然であります。もし、外出できなかったり、外出がかなり困難な状態なら、「病《やまい》の意識」もかなり募《つの》っていることでしょう。ましてや心療内科や精神科（神経科）で不安神経症とかパニック障害などと診《み》られたのであれば、「自分は病人だ」と、必要以上に思い込みすぎているかもしれません。

処方された「クスリ」を飲んではいても、あなたの不安喚起は今すぐ完全に解消できるものではありません。たぶん医師も、普段の気持ちの持ち方を良くすることが症状の克服には不可欠だ、という指示をしているはずです。私に言わせれば、心理カウンセラーの指導、あるいは、自らによる「心理療法」、つまり「流れる心」の心的エネルギーによる克服が、どうしても必要になってくるのです。そして、「流れる心」は、日々の生活の中でさりげなく実践するのがコツなのです。

不安神経症で悩んでいる主婦は、日本にはかなり多いのですが、近所への買物は一応できています。しかし、一人での買物は不安なので、「近所の人か家族と一緒でなければダメ！」という人もいます。逆に言うと、遠出するしないに関係なく、外出に恐怖し、家から一歩も出られないという主婦は、案外と少ないのです。

身体上は何の症状もないのなら、かなり意識的でかまわないから、「私はどこも悪くはない！」と自分に言い聞かせ、それを信じることが大切です。つまり、症状は気分に左右されてのものなのだから、「突然の不安感が襲ってきたらどうしよう！　と予期不安に駆られるのは気分の仕業《しわざ》なんだわ！」と納得することです。

要は、前向きに心を流し、客観的に自分を見てみるのです。近所の奥さんが毎日普通に買物に出かけているように、あなたも、無気味な不安感が心の奥底からシャシャリ出てきても、何ごともない顔をして出かけるのです。助けを呼びたい気持ちになってもそれをせず、用向き(目的)に向かって行動するのです。そして、その時、「近所の奥さんと一緒だったから外出できたのだ……」とか、「プラスのイメージの助けを借りての外出だったから、本当は真の実力で外出を果たせたのではない……」などと、歪《ゆが》んだ考えをしないことです。「不安だったけど、逃げ帰らずに行ってこられた……」という日々でかまわないのです。そのような、あなたなりの思考と実践を、自分流の「流れる心」の発揮だとするのです。そして、あなた流の外出を毎日続けていけば、外出に対して戸惑《とまど》ったり不安になったりという心の奥底からの感情喚起も鳴りを潜《ひそ》めるものです。そして後年において、症状そのものが限りなく消滅していくことでしょう。

◇強迫神経症の場合の外出

強迫神経症と言っても、その症状内容はさまざまです。比較的軽度なものから重度の妄想様《もうそうよう》観念まであり、さらにそれぞれの症状が複雑に絡《から》み合っています。

強迫神経症における外出恐怖の場合、強迫性障害の軽重(程度)が、そのまま外出の容易度と比例するとは限りません。また、外出に際しての予期不安や恐怖、それに実際に外出した先での不安や恐怖の感情も、時と場合と状況に大いに影響されます。そのため、症状が重度のわりには、怯えの度合が健常者や他の心の病に苦しむ人たちに比べて軽かったりすることもあります。

特に「とらわれ」の症状で苦しんでいる人たちの心理状態は、まさに、誰にも解けないような「方程式」(複雑に絡み合った強迫観念や強迫行為)で構成されています。その「方程式」をどうにかでも解けるとすれば、臨床経験豊富な知的な優れた症状理解者か、自らの体験による共感性と客観性を持った人でありましょう。そしてもちろん、その第一人者は「あなた」、つまり症状者本人であってほしいのです。

強迫神経症における外出恐怖の克服は、その手段や心の流し方は千人千様でありましょう。ここで簡単に述べられるものではありませんので、『強迫神経症は治る』や『強迫神経症克服マニュアル』（以上、日本教文社刊）といった拙著を参考にしてください（外出の場面が豊富に描写されているので、きっとお役に立つと信じています）。また今回の三部作シリーズの第三巻目に、重度の強迫神経症の実践的克服法についての本を書く予定ですので、そちらをお待ちください。

ただ、ここで申し上げておきたいのは、たとえかなり重度の強迫観念に苦悩していたとしても、「外出」という行動が極端に害になったり、克服に悪影響を及ぼしたりすることはほとんどないということです。それどころか、むしろ症状の克服（社会生活適応）には絶対に欠かせないものなのです。外出の目的が、仕事とは限らず、趣味や娯楽であっても、「外気」に触れることは、とても良いことなのです。ですから、外出はできるだけするようにしてください。

2　絶対に外出を敢行すべきか

いかなる理由にせよ、いったん外出に恐怖するようになると、それ以降は、その恐れを感じることへの予期不安や恐怖を抱くのが日常茶飯事《さはんじ》になってしまいます。そして、それが本格的に習慣化すると、必要以上に家での居心地が「良く」なってしまうのです。つまり、なんとなく「病人」でいた方が楽になってくる……というわけです。

しかし、これが長期にわたって続くようになると、気質によっては、うつ状態に陥るきっかけにさえなります。そしてますます、「出渋り気分」が板についてしまう……。客観性を発揮すれば、「この程度の状態（症状）なら、外出が困難なはずはない」と気づけるものを、心の流れが停滞すると、それもままならぬことになるのです。

ですから、ここで私は、「体験の論理」と客観性を駆使し、「外出」の継続や再開への機はここにあり！　というポイントを述べていきますので、その私のアドバイスを、ぜひあなたなりに、自分の心に問いかけながら活用していってください。

【1】——がんばりすぎての外出

◇「無茶をしない余裕のがんばり」でよい

外出恐怖が単なる「引きこもり」によるものであっても、身体症状によるものであっても、あるいは精神症状によるものであっても、「外出」の実践は、益はあっても、害となることはよほどの例外を除いてありません。

とはいえ、あなたの自覚が前向きであったとしても、「外出する時はどんな時でも『ええい！』と気合いを入れて外出してしまえばいい……！」などと、私は必ずしも申しません。なぜなら、「どうしても外出したくない……」「外出するのが怖い……」という時、それが心身からの正直なメッセージであり、外出したくない気分の方が「正しい」場合があるからです。「外出しない」「外出したくない」「外出が怖い」という気分になれば、健常者であろうと、心身症者であろうと、神経症者であろうと、その感情によって行動を支配されるのは無理もないのです。

それでは次に、「無茶をしない余裕のがんばり」について、例を挙げてわかりやすく説明していきます。

ただし、ここで難しいのは、必死にがんばる必要に迫られるほどの状態が、はたして本当に症状に追い詰められてのものなのか、それとも疾病利得《しっぺい》(ここでの疾病利得とは、攻撃的衝動が抑圧され、身体症状に転換される痛み、下痢《げり》などで、現実の困難を避けてしまうヒステリー性性格者に見られやすい現象に限らず、病気でいた方が得〔楽〕だという感覚が身〔心〕についていて、そうした状態をつくろうとすることと理解してください)の習慣によるものなのかということです。それは苦悩者自身が一番よく知っているはずなのですが、わかっていない場合がほとんどでありましょう。それが心の構造というものなのです。

いずれにせよ、外出するのは症状者自身の足（心）なのですから、その意思に任せるしかありません。そうです！　その時こそ「流れる心」の出番なのです。

●もしもあなたが視線緊張（恐怖）や赤面恐怖、あるいはその他の症状で恐怖しているのなら、外出に向けて身仕度をするにも、妄想様強迫観念（人によって内容も程度もさまざま）による不安感や恐怖感を打ち消すための強迫行為のやりくりで、極度の神経疲労に陥ってしまう……。だから、その「オマジナイの儀式」のことを考えただけでも「外出は怖い……」という場合があるでしょう。

しかし、外出したという「実績」は、実感が得られなくても、後々の「力」になっていくものです。このことは決して忘れないでください。

ただし、周囲が灰色に見える（感じられる）という「気分」に支配されていたり、仮面うつ病や強いうつ状態の自覚が続いていたりする場合には、「今日！　明日！」と外出を急ぐ必要はありません。冷静に、公平に自分を見つめれば、あなた自身、怠《なま》け心で外出を見合わせているのかどうか、一応は認識できるはずですから。

真面目《まじめ》な性格のあなた！　「外出もせずに家にいるのだから、いかにも調子（具合）が悪い素振《そぶ》りをして、家族に納得してもらおう」などというくだらない考えはやめることです。そういう心の流し方はやめて、好きなテレビ番組（スポーツ、バラエティ、歌……など）を観て、元気な気分で（威張ることではない）日々を過ごしてください。そして、余裕があれば「外出するぞ！」と、自分の心に種《たね》を播《ま》くようにすればいいのです。それこそが「余裕のがんばり」というものなのです。

【2】――機が熟しての外出とは

◇自分を甘やかさないこと

見出しからすると、「無茶をしない余裕のがんばり」の内容と重複するかに思えるかもしれませんが、実際は似ているようで似ておらず、言わんとする意味合いも、「積極性」の点でかなり違います。つまり、外出に困難を感じるようになって月日（年月）を重ねてきたが、最近ではどうにか峠を越えてきた……。まだ不安は感じるものの、精神的にもかなり安定してきた……。

しかし、弱気と消極性の心によって、「外出しない方がいい」という気分に幻惑されそうになったりする……。

こんな状態の時には、「自分を甘やかさない」で「積極性」を持たなければいけないのですが、それでは一体どう対応すればいいのでしょうか？　ポイントを具体的に述べていきましょう。

●朝、窓を開けると、暖かい太陽の日差しが差し込んできた。とてもいい気分である。久しく外出らしい外出はできないで(しないで)いた「あなた」。しかし、今日はなんとなく開放的な気分であり、心が前向きに流れていくような感じがする……。
この「気分」というものですが、とらわれ気分に翻弄されて症状が悪化する場合もあれば、前向きな快感を伴う気分の場合もあります。つまり、「気分」そのものに善悪はないのであって、「気分」は単なるメッセージであり、その「気分」にあなたがどう関わるか……ということが問題なのです。

ストレスを乗り越えれば自信となり、克服へとつながります。つまり、その時のストレスは、単なる「壁」なのです。そしてふたたび、ストレスという「壁」があれば、乗り越えればいいのです。とすれば、「外出できない……」というのは、外出恐怖の「気分」にばかり翻弄されすぎているのではないでしょうか？　つまり、自分を甘やかしていないかということです。

朝から晩まで床《とこ》に入りきりで起き上がれないわけではない「あなた」。家の中なら歩き廻ることができる「あなた」。食欲も充分にある「あなた」。どう考えても、健常者とほとんど遜色《そんしょく》のない調子の「あなた」。「少なくとも見かけは、完全に重症患者ではない……」という気がする「あなた」。そうであるならば、一週間に一度、十日に一度だけの外出というのは不自然だ……と思えてきませんか？

どのような症状によって外出恐怖になっているにせよ、休学や欠勤が目立つのであれば、頻繁《ひんぱん》に外出することに想いを馳《は》せてみませんか？　症状は、外出の行《ぎょう》を経《へ》ていきながら治すのです。

つまり、症状への心構えとして言えば、プラスのイメージの力を活かし、前向きに心を流しながら「外出」を敢行するのです。行動を伴った方が、心の流れも良くなるからです。

必要以上に弱気になりすぎることなく、多少ビクついても外出さえできれば、それだけでも自分を甘やかしていないことになるのです。

【3】――家族との外出

◇家族の温情を素直に受けよ

家族と一緒でないと、不安や恐怖のために絶対に外出できない症状者は多勢います。この場合の恐怖は、視線恐怖や赤面恐怖、対人恐怖における外出恐怖度とは比べものにならないほどのものであります。足が竦《すく》み、全身が恐怖で覆《おお》われた心地になり、少々の励《はげ》ましや善意の叱咤《しった》激励《げきれい》など、ほとんど無力に等しいのです。

かといって、家族の精一杯の援助心などはまったく焼け石に水かと言えば、そうではありません。実は、症状者は、家族による症状への理解や共感力は不充分だと思いながらも、その「援助の言葉」の奥に感じられる「積極的で献身的な愛情」に、いざという時に救いとなる、「理屈を越えた絶対的で保証的な力」を感じているのです。だから症状者は、その真心だけは素直に信じ、あるいは信じようとして、家族の早歩きにも不平を言わず、泣き言を言わず、真剣そのものの表情で、遅れないように、置いてきぼりにされないように、そのうしろを精一杯に従《つ》いて歩くのです。

症状者の「あなた」よ！　歩くことに夢中、従《つ》いていくことに夢中……それで大いに結構です。歩いてしまえば、外出してきてしまえば、その「実績」が思わぬ克服力になる場合もあるのです。

ただし、ただやみくもに「無理して外出せよ！」と言っているわけではありません。家族との外出では、その援助を素直に受け、金魚のフンみたいにして従《つ》いて歩いても大いに結構、ということです。そして、こうした積み重ねの後日、いつの日か、一人での外出をしてみてください。

要は、「(無理をしてでも)絶対に外出を敢行すべきか」という思いに、こだわり、とらわれてしまい、自分の心をその思いで固めてしまう必要はない、ということです。そこでは、柔軟な心の流れが必要なのです。

それでは次に、克服のポイントを具体的に述べていくことにしましょう。

●もしもあなたが父親で、症状があるならば、外出に恐怖する心理状態たるや、さぞや複雑で苦悩も深いことでしょう。ましてや、乳児や幼児の子育て中であれば、責任も感じることでしょう。

さて、父親の「あなた」は今、一人での外出が困難で、家族を連れての外出をまるでしないわけにもいかない状態にあるとします。会社を遅刻、欠勤する日々の「あなた」には、仕事にその義務を果たしていない負い目があります。だから、遊びの外出などはもってのほかで、家の中で閉じこもることこそがむしろ会社への忠誠心だと思っています。

そんなあなたが、「今日は天気がいいから、お花見(行楽)にでも行かない?」と妻から語りかけられたなら、その時は、妻への依頼心を素直に露《あらわ》にしてでも外出すべしです。極端なうつ状態であれば別ですが、そうでないのなら、従《つ》いていってごらんなさい。口数も少なく、花見(行楽)が充分に堪能《たんのう》できなくても、弱気にならず、外気に触れてみるだけでいいのです。そして、ほんのわずかでも、心の中に外気の爽《さわ》やかさが入り込めば、それで充分なのです。「これも今なりの『流れる心』の喚起なのだ……」と認めるとよいでしょう。

●もしもあなたが母親であるならば、乳児を背負い、あるいは幼児を連れて買物に出かけるでしょう。この場合、あなたがどれほどの外出恐怖度なのかが問題になります。夫は元気に出勤している健常者だが、子育てとなると、やはり妻(母親)が一番頼りになるからです。

要は、「あなた」が専業主婦であり母親でもあるならば、「流れる心」の心的エネルギーで家庭を切り盛りし、心の病《やまい》などはそのついでに治していく……という心的態度が良いのです。

外出の目的は買物が主でしょうが、それが困難となると、生活必需品と言える食料品が入手できません。夫が毎日、会社の帰りに買ってくるというわけにもいかないでしょう。ですから、あなたはぜひ、近所への買物にはどんどん出かけるようにしてください。決して遠出はしなくていいのですから……。外出し慣れれば、その行為がそれなりに定着し、家庭生活に極端に支障をきたすことはなくなるものです。

また、遠方への外出は夫も一緒でなければ今は無理だとしても、「そのうちになんとかなるさ……」と、気楽な気持ちになろうとするだけでもいいのです。決して力んだり、焦《あせ》る必要はなく、いつも前向き思考の心の流れにしていればいいのです。

子育ては、それなりに神経も疲れますが、心の疲れの回復には充分な睡眠が必要です。また、田舎《いなか》の父母や兄弟姉妹との電話での交流も、心の流れを良くし、心を活性化させます。

なお、症状が重くて、自力では自分の症状にどう対応していいかわからないという場合、一人で悩み込むのではなく、あなたの症状に真の理解と共感をしてくれ、適切な指示によって精神的な援助をしてくれる専門家（精神科医、カウンセラーなど）を見つけると良いでしょう。

【4】——一人での外出

◇遠出でなくてもよい

これまでに、外出してなんらかの事件や事故に遭《あ》ったという経験があれば、外出に恐怖して当然です。しかし、平和で平穏な街を歩くにも、妄想様観念などによる怯えが従《つ》いて廻っては、表情は曇《くも》り、緊張はピークに達し、その行動が恐怖の感情に支配されてしまいます。こうなると、「遠出などはもってのほか。なぜなら、すぐに逃げ帰ることができないから……」となってしまいます。

しかし、いつかは、それらの症状を克服するため、外出できるようにならねばなりません。

あなたもご存知のとおり、世の中には身体に障害を持ちながらも果敢《かかん》に外出を果たしている精神力の持ち主がいますが、そうした人たちをあなたはどう見ていますか？　私が思うに、彼らは、意識的かどうかはわかりませんが、きっと「流れる心」によって健全な精神力を得ているはずです。

そうです！　あなたも、今なりの精神力を「流れる心」に向けてほしいのです。どうか彼らの心の状態を範《はん》としてください。

●もしもあなたが長い期間、心療内科や精神科(神経科)などに通院、あるいは入院しているのであれば、思いのほか「病人意識」にはまっているかもしれません(それが絶対に悪いと言っているのでは決してありません)。

しかし、いつまでも劣等感のお世話になっている必要はありません。心や身体を徐々にでも動かし、働かせなくては、「酸素欠乏のドブ川」になりかねないからです。

そうです! 心の風通しを良くするには外出してみることです。

外出の際に、これまでいつも家族の同伴があったにしても、一人で気楽に外出してみるのです。ただし、ここで言う「気楽に」の意味は、「不安も恐怖もなく」ということではありません。症状があるがための歩く姿や動作の不自然さを、同伴者に指摘されたり見られたりしてしまうのでは……という心の構えをつくらずに、という意味です。それでなくても、見知らぬ人々の視線を意識したり、不自然な動きを訳あってのものに見せようとする「合理化」をしたりせざるをえないストレスを感じなければならないのですから。

こういう場合の外出は、遠出でなくてもいい……と申し上げましたが、これもあなた次第です。ちょっとだけ距離を延ばした方が、なんとなく気分も晴れ、目的が達せられたように感じられる場合もあるからです。

仕方なしの、目的も何の刺激もない、その辺を何度か回るだけの「ウロウロ歩き」をしても、外出への満足感が得られない無味乾燥の気分であっては、持って出た「ストレス」や「欲求不満」の気分を、そのまま持ち帰るようなものです。きっとあなたの心は、ほんの少しの快《かい》の刺激も得られないでしょう。それよりも、「不安だけど、ちょっとだけ距離を延ばして、『あそこ』へ行ってみたいな……」と、わずかな意欲を持っての外出の方が、「ストレスを乗り越えた……」という満足感がそれなりに得られるのです。

行き先は、あなたなりに少しでも気が向く所の方がいいのです。賑《にぎ》やかな所でも、静かな落ち着いた気分に浸《ひた》れる所でも、どちらでもかまいません。こういう場合の気分による選択は、悪い意味での「気分による翻弄」とは明らかに違います。

どうか、自分も他者をも肯定し、善人が行き交う街や、時には雑踏の流れに乗って(入って)、「流れる心」の状態を体験してみてください。健常者の中にあなたの健常な心を合流させて、買物でも、食事でも、喫茶店での居眠りでもしてみてください。

要は、気になりながら、不安になりながらでも、「外出」してしまえば、それがそのまま、あなたの健常的な世界なのです。そしてやがては、それなりの雰囲気に慣れた外出がますますできるようになるものです。

◇外出の練習効果

外出恐怖症を克服するにも、いろいろな方法があります。そのうちのどれかの方法を試してみて効果があれば、文句はないはずです。しかし、大した効果が感じられなかったとしても、何も失うものはありません。このような感情のバランスこそが、挫折感にも、うつ状態にも陥らずにいられる精神力だと言えます。

そうです！ 試してみるがために試す……ぐらいの気楽な「意識」で始めることが、ここで言う「外出の練習」なのです。

しかし、一人での練習では、マイナス気分が募《つの》った場合、家に逃げ帰れやすいと言えます。当然、説得する人や引きとめ役がいないので、行動を束縛されることがありません。これは、一人での自由な練習の落とし穴でしょう。しかしながら、一人での外出なので、気兼ねする「同伴者」や、歩行中の強迫行為を訝《いぶ》かしがる人はいません（おかしな「オマジナイの儀式」が充分にできると奨励《しょうれい》しているわけではありません）。

とはいえ、妄想様強迫観念に悩まされている状態であれば、いかに意を強くしたつもりで「さっさと歩けばいいのだ！　何も恐れることはない！……」と、その場で自己暗示したとしても、そう簡単にはおさまらないものです。だから、強迫行為は始末が悪いのですが……。
しかし、一人での外出だから、その点では「自由」な気分に少しはなれます。そしてその際、おかしな行為は充分に自覚しつつも、その行為を、克服への意欲はありながらもやむをえずしてしまう「必要経費」と考えながら目的を果たそうとする気力こそが、絶対に必要なのです。

……………………………………………

●もしもあなたが、今は強迫行為なしでは歩く自信がない……しかし「歩行慣れ」「外出慣れ」したいから練習する……と希望するなら、格好はどうあれ、それは克服に向けて「流れる心」を実践しようとする意欲の表れであります。大いに結構なことです。

さて、外出の練習をするとはいっても、どこへ何を買いに行くという目的はありません。しかし、そういう時でも、衣服だけは外出着に着替えてはどうでしょうか？　なぜなら、外出着に着替えることによる心の切り替えも、「外出慣れ」への序奏になるからです。例えば、泥だらけの靴を履《は》くのと、ピカピカに磨《みが》かれた靴を履くのとでは、足さばきや歩行リズムへの気の向け方が違ってきます。つまり、身だしなみ次第で、「流れる心」に息吹《いぶ》きを与えることができるのです。

心というものは、何もしないでいれば「うつ状態」に陥る場合でも、何かしらを求めて身体を動かし働かせると、うつ気分が晴れるどころか、「うつ状態」から意外と簡単に抜け出せることすらあるのです。心とは、そういうものなのです。

話を戻しましょう。

玄関を出た「あなた」は、とりあえず最寄りの駅を目指して歩き始めた。地面を見ながら歩いていたが、ふと立ち止まり、なにやら頭の中で観念(雑念)のやりくりを始めた……。

こういう場合には、周囲の視線を意識して当然です。なるべく早く「オマジナイ」を終え、早く歩き出さねば……と焦《あせ》って結構なのです。こんな時に、「焦りは禁物《きんもつ》……頭の中で強迫観念を堂々とやりくりしても、手足の動きが変でもかまわない……これが落ち着きの心理状態であり、克服への『コツ』なのだ……」などと安易に思わないことです。つまり、違和感、羞恥心《しゅうちしん》の放棄に等しい練習をしてはなりません。私が述べた「必要経費」と名づけた強迫行為は、やりくりの過《あやま》ちに陥《おちい》らないという自覚(信念)があってのことで、やむをえず「必要」とするけれど、最小限度にとどめるべきものなのです。

さて、「あなた」は駅に着き、乗車券を買った。そして、ホームで電車を待った。まもなく電車がホームに入ってきた……。

この時は、電車にさっさと乗ってしまうべし。座席に腰かけようと立っていようと、それはあなたの自由です。そして、乗車しながら「あそこまで行ってみよう……」と、漠然《ばくぜん》とでもかまわないから目的地を設定し、その気分に従ってみるのです。

できるなら、五〜七駅目ぐらいで降りて、すぐに引き返してくるという練習よりも、必ずしも多くの駅を乗車しなくても、適当な、なんとなく心が向く駅で降りてみるのです。そして、喫茶店でも見つけて、そこに入ってみてはどうですか？　それとも、大型店か百貨店があれば、そこで商品を見て廻りますか？

「あなた」を視界にとらえた店員たちは、あなたを「普通のお客様」としか見ませんし、間違っても病《や》んで苦悩している人などと見やしないのです。彼らの健全な視線を受ける「あなた」は、「健康な客」として商品を見て歩くのです。周囲の客たちと同じような、まさに「お買物客」の一人でありましょう。商品は見るだけで結構ですが、もし欲しい物があったら「義理買い」してもいいのです。そして、喫茶室に入り、コーヒーの一杯でも飲んではいかがですか？

……………………………………………

3　外出先で不安や恐怖を感じた時

外出先やその途中で、直接的にしろ間接的にしろ、不測の事態に巻き込まれた場合には、健常者、症状者を問わず、それなりの不安や恐怖に駆られて当然であります。

ただし健常者は、その恐怖は一過性のものであり、多少の予期不安をしたとしても、そのうちには解消し、仕事や家庭生活に支障をきたすことはありません。しかし、神経症やうつ状態で苦悩している症状者の場合には、心的エネルギーの低下もさることながら、不安や恐怖の感情が亢進《こうしん》し、かなり動揺するものです。

つまり健常者は、事故や事件に遭遇《そうぐう》しても、その因果をそれなりの論理性によって把握するという知的理解によって自分で納得できるのです。しかし、そうした論理性が発揮できないか乏しい症状者に対してとなると、仮に傍《そば》に健常者（家族や友人など）がいても、どのようにしてフォロー（援助）してあげたらよいのかわからないのです。

【1】――家に逃げ帰るのは考えものだ

◇前向きな心でいればよい

単なる外出に恐怖することは、健常者にはあまり見られません。しかし、目的地やその途中に「乗車」「閉所」「高所」があり、それを苦にして予期不安に駆られる……。だから、出かける前から逃げ帰りのイメージを思い浮かべてしまう……。こうなると、かなり症状的です。

たとえどんな症状であっても、「外出」を目の敵《かたき》にしてはなりません。マイナス思考による「最悪へのシナリオ」を進んで描かないことです。

この場合は、「外出するのが当たり前……外出できて当然……隙《すき》あらば外出しよう……」と、前向きな気持ちで、その時（時期）を窺《うかが》っていればいいのです。「必死の覚悟で恐怖を突破しよう！」などと力むことも焦《あせ》ることもありません。

要は、自由で柔軟、かつ、冷静な心でいようとしてください。

●もしもあなたが不安神経症（パニック障害）であり、慢性的な不安喚起にビクビクしていたとしても、いかに慢性的とはいえ、即、社会生活に支障をきたしてしまうとは限りません。つまり、気質として、人が風邪《かぜ》をひくように、しょっちゅう「不安になる」ことがあっても、それに「ビクつかない能力者」にさえなってしまえば、「逃げ帰るには及ばない程度の恐怖」の域《いき》を越えることはなく、社会生活を充分に営《いとな》むことができるのです。要は、慣れる(習慣にする)ことです。

しかし、ビクつかない状態は、前向きな実践を経《へ》てこそ培《つちか》われるのだということを忘れてはなりません。もしも電車の中で急に不安に見舞われても、座席から立ち上がり、ドアが開くのが遅いと言わんばかりに歩き廻ったりしないことです。

心臓病でもない「あなた」であれば、不安による動悸を甘受《かんじゅ》し、悠然《ゆうぜん》とした態度で座席に腰かけていてください。というのも、「パニック状態」に陥った時に、動悸や呼吸困難などで極度の恐怖を味わい、救急車を呼んでもらう症状者がいますが、病院に着いた途端《とたん》にケロッと落ち着いてしまうものだからです。

専門医からいくら良いアドバイスを受けても、その場かぎりにしてしまい、あとはいつも「逃げの心」でいたのでは、心を鍛《きた》えることにはなりません。アドバイスにあまりこだわる必要もありませんが、自らが自らの心理療法家にさりげなくなってほしいのです。そして、不安の峠を乗り越えた後年には、心理療法的な治しの意識など放棄していいのです。

要は、自分をいつまでも「病人扱い」しないことです。心を外に向け、流すことです。

なお、現代人の場合、不安を克服するにはさらに、生活上・仕事上の問題による心の重荷を軽くするか、解決を図ることが有効です。ストレスや不安の原因を特定できる場合は、それに対して今できる最善なる改善と取り組みを果たし、気分を曇《くも》らせる「抑圧的条件」から脱出して、新たなる雰囲気に心身を置き替えてみるのです。それができたなら、あとはただ、気になりながらも症状に縛《しば》られない自由な心でいるのみです。

●もしもあなたが強迫観念で苦悩しているのなら、「外出先でこういう場面に直面したら不安だな……怖いな……」と思うことでしょう。特に、妄想様観念での恐怖を体験し、家に逃げ帰ったことがあれば、外出への恐怖心はかなりのものであるはずです。「外出が大好きで、何の不安もない！」ということは、今のところは絶対にないでしょう。
けれども、心が弾《はず》み、希望に満ちた目的や手応えを感じさえすれば、その強力な心的エネルギーは、外出先やその途中で「くだらない思い」にとらわれるといった「出費」に対する克服力を発揮します。その後、神経症状が全部消滅するには、少し期間が必要でしょうが、そうなれば、「楽しい外出」がいくらでもできるようになるのです。

要は、「恐怖があってもそれでいい……」と前向きに諦《あきら》め、「自分に都合のいい考え方」をしながら外出の実践は続けることです。身体を動かした方が、心も順調に流れるからです。

不潔恐怖であれば、人によっては外出のたびに、「家に帰り、一刻も早くシャワーを浴びたい……衣服を洗いたい……」という強迫観念に揺《ゆ》さぶられることがあるでしょう。もしそうだとしても、次の日になったら、それに懲《こ》りずに、少々症状に翻弄され調子が悪くなってもかまわないから外出をする……という習慣を身(心)につけてほしいのです。そして、時折の逃げ帰りも、精一杯の前向きの実践をしての結果なら、それは「必要経費」なのだと、負け惜しみでもいいから思ってください。

さらに、そうした実践の積み重ねの過程において、「不潔なこと」に遭遇しても、すぐに帰らずに、目的や仕事を終えてから帰宅するようにしてください。これは、単に「汚れのみそぎ(洗うこと)」の時間延ばしに思える(見える)かもしれませんが、その間の「辛抱《しんぼう》の時間」が、やがては不潔恐怖克服への「力」になりうるのです。

要は、「辛《つら》いから、逃げ帰る……辛いから、洗う……」という症状を上手《じょうず》になだめることです。

【2】――プラスの思考と感情で心の安定を得る

◇最善を尽くした心の状態に優《まさ》るものなし

あなたが視線恐怖や赤面恐怖であれば、外出すると人の視線が気になるはずです。ですから、なるべくそのような状況を避け、人と話さないようにするという心境はわからないではありません。しかし、この世は「人の世」なのですから、人との出逢いは避けようがないのです。

要は、気にはなっても、不安を予期しても、「外出慣れ」の実践に入っていくしかないということです。今、心の症状で悩んでいるならば、重度であっても、克服途上であっても、プラス思考とそれに伴う感情で症状のコントロールを図り、精一杯の心の安定に向けて「最善」を尽くすしかありません。「最善」への意思(意志)さえ発揮すれば、症状が思ったほど気にならないばかりでなく、克服に向けて測りしれないほどの前進ができるのです。

人は、困難を感じた場合にも、「最善」を尽くして、常に「流れる心」の状態でいたいものです。そうすれば、「愚《おろ》かな河川」の真似をすることなく、「酸素充分の生き生きとした心の川」でいられるのです。

それでは以下に、外出先で不安や恐怖を感じてしまった場合の「最善」なる対応法の例をご紹介しましょう。

●もしもあなたが単なる視線恐怖や赤面恐怖だとして、不安や恐怖を感じた場合、どのように心を流せばいいのでしょうか？　あなたを若者（独身、学生を含む）だと想定して、話を進めます。

あなたにしてみれば、「外出中（登校中）は、顔見知りの友人や知人といえども、なるべく会いたくない……」「会社（学校）でも、上司や同輩（先輩・同僚や級友）と目を合わせたくない……」という思いでしょう。もし頬《ほお》が火点《ほて》り、顔が赤くなっていくのがわかろうものなら、うつむいて会話するか、理由をつけて会話を中断してしまうでしょう。こうなると、相手に不審感や違和感を与えてしまいます。すると、必然的に人間関係が疎遠になっていきます。そうならないためにも、人の視線に触《ふ》れることに慣れねばなりません。

だからといって、「力んで無理してまで、面と向かって努力せよ！」と力説するつもりはありません。もちろん、逃げの心になるよりは向かった方がいいには違いありませんが、それも程度問題です。

この場合、次のように心を決めたらどうでしょうか？

「相手の善意の心に、自分も善意の心で語りかけよう！」

相手の顔を凝視《ぎょうし》する（見つめる）必要はありませんが、精一杯の笑顔で一応の視線の交流をしてみましょう。この時、たとえ赤面を見られて恥ずかしいと思っても、顔を背《そむ》けないことです。顔を背けるというのは、親交の拒絶（拒否）を意味するからです。そんなことをしていては、相手はいつか離れていってしまうでしょう。

ですから、赤面状態になっても、悪びれず、劣等感の塊《かたまり》にもならず、相手の言葉に耳を傾けるのです。自分の話を聞いてくれる「あなた」に、相手ははたして嫌悪感を抱くでしょうか？　ましてや、恋人ができなかったり、ふられたりするなんてことは絶対にありません。むしろ、ますます愛情や友情や親近感を強く抱いてくれるのではないでしょうか。

体質や緊張作用によって赤面になりやすくても、あなたは将来、政治家や科学者、芸術家、実業家、医師、弁護士……など、何にでもなれる可能性があるのです。もし将来、あなたが外交官になって、世界中を駆け巡ることになった時、それまでに培《つちか》った「能力」が一〇〇パーセント発揮されれば、赤面による弊害《へいがい》が生じたり、致命的な結果に追い込まれたりすることなど絶対にありえません。つまり、国内での外出はもちろん、世界への外出も充分に果たせる「あなた」なのです！

あなたの「最善を尽くす心」こそは、あなたなりの「流れる心」であり、それを発揮するように努めれば、外出に懸念を抱く必要などまったくありません。

抱いてください、探《さが》してください、希望を！　目的を！

●もしもあなたが神経症で苦悩していて、外出先で不安や恐怖を感じた場合、どんなプラス思考で最善を尽くしたらいいのでしょうか？　どんな心の安定法があるのでしょうか？

神経症と言っても、不安神経症によって動揺をきたす場合（死の恐怖に襲われる等）には、いつもは症状をエスカレートさせている被暗示性亢進能力が、逆にかなり効果的に活《い》かせるものです。つまり、「自分は身体のどこも悪くないのだから、不安だけど不安じゃない！何ともないさ！」というように自己暗示してみるのです。もちろん、そのような気休めの言葉など唱《とな》えず、「いくら怖くても、なるようにしかならないさ！」と、前向き気分で観念できる（諦《あきら》められる）ようであれば、それが最善です。

とはいえ、外出恐怖や不安神経症を克服する主人公は、あなたです。プラス思考で最善を尽くしても、恐怖心が治《おさ》まらない場合には、外出の予定を変更してもかまいません。

長い年月、症状に苦しんでいると、外出を怠《なま》けているせいもあるのかもしれませんが、「それほど無理して恐怖突破しなくてもいいのではないか……」ということを、なんとなく感じ取れるものです。ですから、「今日の外出が果たせなかったら、いつになっても克服できないのではないか……」といった消極的・否定的な気分に陥るのではなく、「まあいいさ、明日という日があるのだから……」と開き直ってみるのです。「ふり」でもいいから、開き直ったかのように振舞ってみましょう。

そして、「今のあなた」であれば、入りやすそうな落ち着いた雰囲気の喫茶店を、時間をかけてもいいから探してごらんなさい。探すだけでも、心の流れに役立つし、ストレスの発散を兼ねることもできるのです。ぜひ、憩《いこ》いの空間を見つけてみましょう。

あなた好みの喫茶店が見つかったら、「これで最善だ! これでいい!」と思うのです。そして、コーヒーの味がおいしかったら、「次の外出時にも、この喫茶店に寄って、コーヒーの味でくつろごう……!」と決めていいのです。

要は、人は自分の行き先にくつろぎの場所を見つけると、そこを「落ち着きの基点」として、次への前向きな思考と実践の「欲」を持つことができるのです。

●もしもあなたが妄想様強迫観念を克服中であり、今もって外出が辛《つら》く、特に不潔恐怖のために一挙手一投足に神経を遣《つか》って歩いたり、腰かけたり、人と擦《す》れ違ったりしている場合には、ヒヤリとするほど神経が鋭敏になっていることでしょう。ですから、「なんでよりによって俺（私）にぶつかるのだ！」「どうしてゴミの収集車がスレスレに通り過ぎるのだ！」「どうして私の足を踏むの、このバカ！」「どうしてこっちを向いてクシャミをするのよ！」「どこに置いたかわからないようなバッグをなんで私につけるの！」「なんで足なんか組んでるの、人の脚（スカート）に靴なんてくっつけないでよ！」などと、一事が万事、この調子であっては、神経疲労に陥らない方がおかしいくらいです。このようであっては、まるで周囲の人を敵に回しているみたいです。

このような症状に苦悩する「あなた」は、どのようなプラス思考と実践で感情をコントロールし、「最善」を尽くしたらいいのでしょうか？　また、どのように心を流したらいいのでしょうか？

あらゆる場面で「不潔」に警戒している「あなた」であれば、「ルンルン気分」での外出は当分望めないと思っているでしょう。しかし、それでも外出を拒否しない「あなた」であれば、筆者としては安心です。なぜなら、症状がいつまで続こうとも、外出不可能には陥らない「流れる心」のエネルギーを感じるからです。

一方、外出中に、「洋服を拭《ふ》きたい！」「洋服をクリーニングに出さなきゃ！」「クシャミが顔にかかったかもしれない！」「靴なんてくっつけやがって、脚（スカート）が汚れたじゃないか！　おかげで悪い気分になって、今日一日が台無しじゃないか！」……などと、不潔に怯《おび》え、人を憎み、かなり攻撃的になる「あなた」……。そして、それらの不潔感を払拭《ふっしょく》するために、「あなたなりの儀式」で異常なほどの執念をもって対応する……。こんな「あなた」であれば、いつまでもこのような状態を当然のように続けていては、いつになっても不潔度の稀薄化《きはくか》や健常者の感覚には近づけないのです。

もし外出によって得られる利得（趣味や仕事、勉学における）という見返りがあれば、人は誰でも、その欲求エネルギーによって外出への動きに克服力が伴い、歩く姿も心も「外出向きのリズム」になるものです。つまり、「行き先に良いことが待っている……」と意識するのと、「行き先にはきっと不潔恐怖の動機（きっかけ）が山ほどある……」と意識（予期）するのとでは、その前触れからして、恐怖の度合いや衝動性がかなり違ってくるのです。

ですから、不潔恐怖の「あなた」であれば、次のような思考を、なんとなくでかまわないから駆使してみてください。

「外出すれば、いろいろなことが自分に関わってくるものだ（「とらわれなさい」という意味ではない）。でも健常者は、そんなことは当然のことだと思っている。だから、自分もそうあろう！　これからは、くだらない『汚れ気分』などには負けないことだ！　我慢するということはかなり嫌《いや》な気分だが、それにも慣れていくしかない！　どうしても嫌だったら、クリーニングに出す！　などと大袈裟《おおげさ》になるのではなく、せめて家に帰ってから、ティッシュペーパーで軽くチョイチョイのチョイと拭《ふ》く真似でもしておけばいいさ！　いや、どうせ家に帰れば手を洗うのだから、その前に手の平で、ズボンやスカートの『幻の汚れ』など撫《な》で拭《ぶ》きのジェスチャーで済ませてしまおう！」

こうした思考をしていれば、外出中に突然の不潔恐怖に見舞われても、心の準備ができているためか、顔色をなくすほどの怯えや気の動転には陥りにくいものです。

このような対応があなたに合っているかどうかはわかりませんが、これらの対応法で外出を中断しないですむのであれば、それもあなたなりに最善を尽くした心の状態であり、これらの変遷《へんせん》を経《へ》ることで、外出恐怖や強迫症状をもやがて克服できるのであれば、それでいいではありませんか！

【3】――用事が済むまで帰らない

◇今なりの諦《あきら》めの心境になるしかない

健常者は、外出先で不安や恐怖を感じた時、症状的な感覚をもって、どう対応すべきかなどとは考えません。きっと、健全に善後策を講じて、それなりに用事は済ませて帰ってくるはずです。しかし、これが神経症の苦悩者であれば、「きっとそれなりに用事は済ませて帰ってくる！」とは断言できない場合もあるものです。もちろん、健常者であっても、身体的な急病に見舞われれば話は別です。

不安神経症に苦悩する不安者は、心悸亢進《しんきこうしん》や不安感の喚起の度合により、用事が済ませられるか、途中でやめてしまうかが決まります。一方、強迫観念の苦悩者は、不潔恐怖、縁起恐怖、卒倒恐怖などを引き起こす「引き金」に触《ふ》れなければ、症状を承知のうえで出かけた以上は、用事は済ませられるものです。

しかし、いずれにせよ、用事を果たして帰るという行為を成し遂げられるようになるために、「諦《あきら》めの心境」の達人になってみませんか？　これも一つの前向きな考え方であり、この考えその分、用事に心が向いて、少しはなんとかなるかもしれません。

方を身につければ、完全癖《かんぜんへき》が少しくらい強くても、強迫行為の優位力が少しは萎《な》えて（衰《おとろ》えて）、

●もしもあなたが用事で外出したが、不安感（不安神経症）が湧いてきて、急いで家に帰りたくなってきた場合、どのようにして、何を諦《あきら》めればいいのでしょうか？

何にもたとえようのない無気味な不安、恐怖の感情……。あなたにしてみれば、用事どころの話ではなく、「逃げ帰ること」がすべてに優《まさ》る「精神（不安）鎮静剤《ちんせいざい》」でありましょう。その心の状態に共感してみれば、確かに「なるほど」と思えなくもありません。しかし、いつもその調子で予定（行動）を左右されていたのでは、人生に自信をなくしてしまうのではないかという危惧《きぐ》がしないでもありません。この思いは、強迫神経症や他の症状で苦悩する人々にも言えることです。

さあ、今は不安者の「あなた」よ！　これからは、前向きに諦めて、用事を済ませるようにしてみませんか？

そのためにはまず、最初が肝心です。つまり、出かける前から「不安になったら逃げ帰ろう……」などのマイナスの観念を抱こうとしないことです。もちろん、そうした観念がある

程度、一時的に脳裡《のうり》をかすめるのはやむをえません。

そして、自分にこう言い聞かせるのです。

「不安感が湧いてきても、その気分を一応は無視してみよう……。不安なのは単に気分の問題であり、何の事態も起こらないのだ……。商談相手と会話中に不安感の揺《ゆ》さぶりがあっても、せめて精一杯の愛想《あいそ》笑いを見せて、その『話の内容』に入っていこう……。わからないことがあったら、質問してみよう……。気分は気分として、まるでにわか雨に遭《あ》ったような仕方のない現象だ……ぐらいの気持ちでいてみよう……」

こういう心境で用向きが果たせるのなら、これぞ「諦めの心境」の現在進行形とも現在完了形とも言えるのであり、必然的に用事を済ませて帰ることが保証されたようなものなのです。
●もしもあなたが不潔恐怖症であって、外出途中、まだ用事が済んでいないのに、油断したその隙《すき》に、「汚《きたな》い」と思っている物に触れてしまった、あるいは「触れたのではないか……」と怯えてしまった……。具体的には、電車内で若者が持っていた「スケボー(スケートボード)」の車輪が、あなたが提《さ》げていた鞄《かばん》に触れてしまった……。「車輪は『地べた』を転がるから汚い!」と、誰が何と言おうと必要以上に病的に信じているあなた……。その気持ちは、わからないでもありません。

「汚《よご》れた」部分をティッシュで拭《ふ》いたぐらいでは消えない不潔の恐怖……。たとえ鞄が革製品であっても、その「汚れ」が中身の物までも「汚染」させてしまったと思えてならず、平静を装《よそお》いながらも、心中はまさにパニック。敵愾心《てきがいしん》を募《つの》らせて、その学生を睨《にら》みつける……。しかし、声を荒げて文句を言うことができない……。その我慢はやがて、鞄を処理してしまう（棄《す》ててしまう）か、あるいは、それに準ずる行為を行なって初めて安堵《あんど》が得られるような気分に変わっていく……。

こんな「あなた」ならきっと、症状の根の深さを思い知らされ、克服意欲も頓挫《とんざ》しかねない窮地《きゅうち》に追い込まれていることでしょう。そんな状態で、「はたして今なりの『諦《あきら》めの心境』というものになれるのだろうか……？　ましてや『最悪の気分』の時に、その日の『用事』など成し遂げられるのだろうか……？」と首をかしげる「あなた」。

それでは、「最悪の場合の諦め」とは、一体どんな心境のことなのでしょうか？　あなたは、どのような心的態度でこの場を乗り越えたらいいのでしょうか？　以下の考え方がどれほどあなたに適しているのかは断言できませんが、決して不可能だなどと安易に決めてかからずに、「乗り越えよう！」とする心的エネルギーを発揮してみてください。

この場合のあなたの心境はまさに、「用事を済まさねばならない！」「靴をなんとかせねばならない！」「中身をどうしようか？」「洋服にも『汚れ』が付着《ふちゃく》してしまった！」「家に帰って、『汚れ』を拭《ぬぐ》うのに、神経が参ってしまうほどの儀式（強迫行為）をしなければならない！」「これぞまさしく精神における地獄絵図……。他に打つ手があるのだろうか……？」と、進退極まっていることでしょう。しかし、ここは「流れる心」でなんとか突破しなければなりません。

確かに、今のあなたにとって、「流れる心」を駆使することは決して容易なことではないはずです。しかし逆に、「治ることができないのか？」と問われれば、「そんなことはありません！」と私は答えます。それは、「体験の論理」を駆使し、「流れる心」の精神と実践をもってすれば、いつかは道が拓《ひら》けてくると、ひたすらに信じているからであります。

さて、先ほどの「汚染してしまった靴」への対処の仕方ですが、その場で（用向きを中断して）処分方法を考えるのではなく、嫌《いや》な気分のままで、とりあえずその用事を済ませようとするのです。そして、次のような思考を駆使するのです。

「街を歩けば、埃《ほこり》が顔につき、鼻の穴まで黒くなる……。靴の汚れだって同じだ……。大したことはない……。だから、いちいち棄《す》てていたのでは、際限がない……。せめて拭《ふ》くだけにしておこう……。野球選手、サッカー選手、ラグビー選手は泥だらけになるが、彼らは不潔への感知能力はあっても、恐怖症者ではない……。スパイクに触《さわ》った手でグローブやユニフォームを触っても平気でいる彼らの行動……。それに比べたら、はるかに汚れていない『鞄』なのだ……」

もちろん、「そんな自己暗示が効くぐらいなら最初から苦労しないよ！」と言いたい「あなた」であっても、一応はそうした思考をしつこく駆使してみてください。もしそれでもだめなら、その鞄は誰かにあげてしまうか、棄《す》てるしかないでしょう。あるいは、保管しておくのです。

しかし、棄《す》てるにしても、できるならば、中身まで棄《す》てることは踏みとどまってほしいものです。「革から浸透《しんとう》して汚れた……」といった「二次的、三次的な汚れ《よご》」（「汚れ」が付着した「汚《きたな》い場所」に置いた物が「汚い物」と化し、その「汚い物」が置かれた〔触れた〕場所が「新たな汚い場所」になる……というように、際限なく広がっていく不潔感覚のこと）の妄想に負けないでほしいのです。

たとえ鞄を放棄してしまう結果になっても、その心の中では、「もったいないことをした。拭くだけでよかったのだ。何も棄てる必要はなかった！　棄てない方がよかった！　次からは棄てないぞ！」と、真面目《まじめ》に後悔してください。その後悔の念こそは、心の奥底にまで伝わり、後日（後年）において、「棄てないでいられる自分」「棄てる必要はないと思える自分」の実現にきっと役立つでありましょう。

この不潔恐怖に限らず、多くの強迫観念は、このような心的過程を経《へ》なければ、こうした「気」の喚起に出逢えないことがかなり多いものです。ですから、症状での気遣《きづか》いが多くても、外出への恐れにとらわれるのではなく、むしろ外出は人生の義務ぐらいに思うことです。確かに、症状を克服するのは難しいですが、苦悩を経てこそ「克服力」が得られるということを信じていてください。そして、「諦めの境地（心境）」があることを念頭に置いていてください。精神・行動の両面で「無駄な必要経費」を使いこそすれ、あなたには「諦めるけど諦めない心境の人」であってほしいのです。

【4】――いかなる場合でも慌《あわ》てる必要はない

◇慌てる必要はないが、急ぐのはかまわない

外出中に、何かの理由で不安や恐怖に陥って、それなりに慌《あわ》てることがあっても、目の前が

真っ暗になったり、失神したりなどと、「正体をなくす」までになることはほとんどありません。しかし克服のためには、それなりの考え方の導入が必要です。つまり、その考え方によって、心のコントロールが可能なのです。

なおここでは、外出中に事故や事件に遭遇した場合の不安や恐怖は、健常者と同じように、説明のつく合理性を伴っており、決して妄想的ではないので、除外してあります。

さて、なんらかの神経症状があれば、その慌て方には健常者とは「差」があるものです。といっても、慌てたり急いだりすることが絶対にあってはいけないと言っているのでは決してありません。「慌てる」「急ぐ」などの能力がまったくなかったら、はたして健全な精神の持ち主と言えるかどうか疑わしいからです。つまり、「慌てる」「急ぐ」などの能力は、危険からの脱出能力に等しいのです。

ですから、ここでの「慌てる」というのは、その情動に拍車をかけてしまい、外出先での用向きや対人関係に支障をきたす感情や行動という意味です。

とはいえ、気分が高ぶり、正体をなくすほどの動揺に陥りそうだったり、すでに陥ってしまっている場合に、何ごともない冷静沈着な心の状態でいるべきだ、という注文をつけるのは無理な話です。揺れる「心」のエネルギーに無理やり「抑えのフタ」をかぶせようとしても、今度はその圧力がきっと「パニック」をもたらすでありましょう。

こうした場合は、その情動に「急ぐ」という「道」を与えれば、その「心」のエネルギーを、「爆発」ではなく、安定へ導くことができると私は思っています。この「急ぎ」の行動には、「とりあえず今はこの行動をもって納得するしかない……」と思わせる「力」が秘められています。ですから、急ぎたい時は急いでいいのです。

●もしもあなたが不安神経症者で、外出先やその途中で恐怖に陥った場合、急がずに冷静に用事が済ませられれば一番いいのです。しかし、それはほとんど不可能でありましょう。そこで、「急ぐ」ことで適応する方法をご紹介します。
目的地に向かっている最中に、突然、不安感に陥った……。すると不安者は、「またか……」「家に逃げ帰りたい……」「どこか安心な所があれば緊急避難したい……」といった衝動に駆られるはずです。こんな場合に、もし「逃げ帰りたい！」と思えば、その気分に拍車がかかり、「慌て心」が活発になり、気が動転してしまいます。

そんな場合は、逃げるのではなく、「急ぎ気分」に切り換えて、たとえ早歩きになっても、目的(用事)を遂行するのです。そして、徐々に心のコントロールを図り、ゆっくりと自分に言い聞かせるのです。

「今、私は慌てているのではない……。歩く(動く)動作を早めているだけだ……。先を急ぐことは誰にでもあることだ……」

そして、その用事を進めていくのです。

慌てる↓焦《あせ》る↓急ぐ……という感情のトレーニングを経《へ》ていけば、必然的に外出への恐怖に慣れ、それを受け入れていきます。そうなると、「慌てる」とか「急ぐ」などは、どうでもいいような雑念に思えてくるものです。そして、こうした状態にまでなったら、締めくくりとして、その余裕の心に次のようなプラスの拍車がけを行なってみてください。

「私は一体、何に迷っているのだろうか? 単に目に見えない幻に左右されそうになっていただけじゃないか。そうだ、今日の、今の用向きに心を流していこう。そうすることが最善であり、世界中を探したって、これ以上の最善などないのだから……」

ここまでくれば、健常者と同じような、あなたなりの「落ち着き心」になれることでしょう。

●もしもあなたが視線恐怖症か赤面恐怖症で苦悩していて、外出中や会話中に恐怖を感じた場合、その症状に「慌てないで、急ぐ」という関わり方をしても、はたして良いのでしょうか?

私は、つい今しがた、「不安者」の場合における「急ぎの心理」は決して悪くはないと申し上げました。その理由は、不安や恐怖で自宅に逃げ帰るよりは、逃げの心理を含んだ「急ぎ心」ではあっても、用事を済ませることができる能力の方を評価したかったからです。

しかし、ここで取り上げる視線恐怖や赤面恐怖の場合は、自宅へ逃げ帰るとか、救急車を呼ばねばならぬほどの「死の恐怖」には、例外を除いてはまず陥りませんから、「急ぎ」ではなく、「留《とど》まる」「耐《た》える」という心理で症状に関わった方が有効だと思われます。

あなたが百もご承知のように、視線を交《か》わさない社会はこの世にはありません。赤面であっても、一日中(生涯)家に閉じこもっているわけにはいきません。ですから、不安を感じても慌てる必要はないし、視線から逃《のが》れるために「急がねばならぬ!」などと、自分を追い詰める必要もありません(視線恐怖症、赤面恐怖症そのものの克服法については、私の他の著書をお読みください)。

要は、外出先での対人関係で「逃げの心理」に陥ることは、返上することに決めてしまうのです。たとえ症状に気分が左右されても、つまり、慌てたり、言い訳をして会話を中断したくなったりしても、断固として自らに拒否するのです。「挨拶《あいさつ》が済むまで、話が終わるまで、ここに居つづけるのだ！……」と。そして、視線がぎこちなくても、あるいは、赤面が激しくなろうとも、前向きに観念して（諦めて）しまうのです。その間の心理状態としては、「症状のやりくり」に終始するのではなく、その用件に没頭していこうとするぐらいが好ましいでしょう。

こうした実践が、いつも続けられるのであれば、やがてはそれが実力になっていき、外出前に予期不安に駆られたり、用心深くなったりすることは、日毎《ひごと》になくなっていきます。

早く用事（会話）を済ませようと考えるのではなく、話題が尽きるまで、「それでは、またお会いしましょう……」という言葉が先方から発せられるようになるまで、会話につきあってみるのです。緊張したり、赤面による顔の火照《ほて》りを感じたりしたままで、義理を果たしてみましょう。

人は、どんなことであろうと、その時なりの、やらねばならぬ用向きに関わっていくしかないのです。その積み重ねの果てには、「外出不安など、どうでもいい！」と思えるような能力者になれるはずです。

●あなたが疾病恐怖症《しっぺい》であれば、一体どのような場面で、どのような恐怖心に駆り立てられるでしょうか？　具体的に述べていきましょう。

買物のために街を歩いていた「あなた」。突然、目の前を歩いていた若い女性が、何かに躓《つまず》き転んでしまった。あなたはすぐに、誰もがするように、条件反射的に彼女のことを助けてあげた（ここでは、不潔恐怖症ではないとします）。すると、その女性は、咄嗟《とっさ》に両手で自分の身体を庇《かば》ったため、右の手の平を傷つけ、そこから出血していた。

もちろん「あなた」は、その出血した手の平に直接触《ふ》れたわけではない……。しかし、頭ではそう思っても、「しまった！」と、後悔の念に駆られてしまった。なぜなら、実は自分（あなた）も右手の指を傷つけていて、「血液」を見ると、エイズや他の血液の病気がうつるのではないかという強迫観念に苦しんでいたからである。

知的理解（頭）では、「こんなことで伝染するわけがない！」と思ってみるのだが、妄想様観念の揺《ゆ》さぶりは、心を落ち着かせなどしてはくれない。「千分の一でも、万分の一であっても、自分の指のキズにあの彼女の血液がついたのではないか……」というマイナスの観念に拍車がかかると、人生の終末を見たかのような恐怖心にますます駆り立てられてしまう……。あなたは急いでその場を立ち去り、キズの箇所を水で洗い流す……。石鹸で何回も手を洗う……。それでも、これで安心という心境にはなれず、伝染の「疑い」が消えていかない……。

こういう場合、あなたならどう対応するでしょうか？　なんとか「諦め心」（なんともないという気持ち）になれますか？　それとも、病院へ行き、血液検査をしてもらいますか？

疾病恐怖症に苦悩する症状者は、こうした場合、慌てふためき、そのため、その恐怖の陰湿さが深まっていきます。そして、とらわれが極限にまで達してしまいます。

この時、症状者の頭に浮かぶのは、「どうして、よりによって、この私なの！」という、恐怖心を伴った罵倒《ばとう》的・攻撃的な思いですが、客観的にはまったく論理性がなく、己《おのれ》の感情を懸命に抑えるしかありません。そして、たいていの場合、それ以後の外出時には伝染を防ぐために、徹底的に、周到に心の準備をするようになります。すると必然的に、外出への予期不安に駆られ、疾病恐怖を悪化させてしまうことになるのです。

ケガ人を見ると、悪い病気の持ち主だと、思いたくはないが思えてしまう……。このような症状を克服するためには、一瞬慌て、気が動転しても、そのあとは嫌《いや》な恐怖感に負けずに、精一杯の客観性で世の中を見てみることです。

人は、単に転んでも、スポーツでケガをしても、近くの人であれば手を差しのべるものです。救急車で駆けつけ、運ばれてきたケガ人を手当てする救急隊員や病院の医師、看護婦たち……。ですから、あなたは、「自分の症状が病気への恐怖心をつくっているのだ！」ぐらいに思ってごらんなさい。ケガ人を助けたぐらいのことで、病気など伝染するわけがないのです。そして、自らにこう言い聞かせてください。

「こんなことは子供でもわかっている常識だ！……」

「そんなことはわかっている！　問題はそんなことではないのだ」と言いたくなっても、その症状的な考え方を、今からでも改めるのがよいでしょう。そして、外出を懸念せずに、大いに外に出かけてください。自分の目の前を歩く人が転んだ場合には、懲《こ》りずに助けるのです。そうすれば、その種の疾病恐怖症などは、いつの間にか治ってしまうはずです。

どうか、ますます胸を張って外出していってください。

●もしもあなたが縁起恐怖症で悩んでいるとしたら、外出先で、どのような不安や恐怖に見舞われて、慌て、急がずにはいられない心境に追いやられるでしょうか？

あなたもご存知のように、スポーツ選手はよく縁起を担《かつ》ぎます。数字、色、方角、動作の順序など、それぞれ思い思いの縁起を担ぎます。しかし、結果が出なかったり気が向かなかったりすれば、さっさと代わりの対象に意識を向けられる柔軟性があります。そのため、不安や恐怖に陥ることはありません。つまり、彼らの「縁起担ぎ」は、症状的な「とらわれ」とは無縁なゲームのようなものなのです。

ところで、縁起恐怖症の場合、外出先にその人なりの苦手な(縁起が悪い)対象があったとします。それが何であれ、実はそれは症状的な感覚によって自分が編み出した「方程式」によるものであり、それによって、何か生命に危険が及ぶような災害や事故などが起きるかもしれないという不合理な自己暗示にますますとらわれていった結果に生み出される恐怖の感情なのです。これは、己《おのれ》のマイナス思考に自らが翻弄《ほんろう》され、「私は、被暗示性が強く、とらわれやすい性格だ」と、好き好《この》んで宣言しているようなものです。

症状克服のためには、まず、どうでもいいようなことに翻弄されやすい自分に、今から気づくことです。しかしこれは、「縁起云々《うんぬん》……」などと、これっぽっちも思ってはいけないと言っているのでは決してありません。「縁起が悪い!」という真面目《まじめ》くさった結論を出すために、その思考をこき使うのはおやめなさい、と言っているのです。つまり、妄想様観念による「方程式」に則《のっと》って、あなたなりのくだらない屁理屈をこねて自己暗示することなどやめてしまいなさい! ということです。そうすれば、外出のたびに起こる縁起思考は薄れていきます。

自分の苦手なことにとらわれ、症状にのこのこと入っていくことなく、普通の外出思考で、あなたなりの前向きな「流れる心」で社会適応をしていってください。

●もしもあなたが不潔恐怖で悩んでいる場合、用心はしていても思わぬことで恐怖に陥り、『慌てる！』『急ぐ！』などというレベルを超えている！」と言いたいのは、どのような場面でありましょうか？

この症状の場合、「急ぐ」という関わり方が役に立つのか、まったく役に立たないのかは、それこそケース・バイ・ケースであり、これはそのまま、あなたの症状の度合に比例するでしょう。

この場合、ここで一番大切なのは、仕事や用向きを停滞させず、中断もさせずに、その不安や恐怖をなんとか辛抱《しんぼう》することです。

たとえば、あなたが「汚《きたな》い！」と決めつけている対象が、「汚い物」か「自分が汚いと思い込んでいる人」のいずれであっても、実際に接触した場合と、接触したような「気がする」（ニアミス）場合の二通りがあります。

ちなみに、症状を体験したことのない健常者であれば、この「接触したような気がする！」

というのは、実際に接触してしまった場合に比べれば、恐怖度も「洗浄行為」も大したことはないし、「それほどのことじゃない！」と思うでしょう。たしかに症状者にしてみれば、「接触していない！」という確信が妙に感じられる気分の時は、「洗浄行為」を回避できる場合もあるにはありますが……。しかし、たいていは、不潔な「物」や「人」に触れた別の「物」や「人」に「汚れ」が伝染し、さらに、その「物」や「人」に接触した新たな「物」や「人」に「汚れ」が伝染する……というように、まさに際限のない二次的、三次的……な妄想様強迫観念に陥っていきます。

あなたが外出先でこの恐怖に見舞われてしまったのなら、「急いだから！」といって、必ずしも恐怖度が減るわけでも安心が得られるわけでもありません。まずは、目の前の仕事(用向き)などどうでもよくなり、「洗浄」の儀式に入っていくしか考えが及ばなくなります。あなたにとっては、そう考えることこそが、せめてもの「目安」(安心)に至るための「通行券」のように思えるはずです。

しかしながら、ここでは、できるだけの「辛抱力」をもって、パニック状態になりそうになりながらも、少しでも用事を済ませるようにしてみてください。そして、「流れる心」のエネルギーを、洗浄しないでいられることにどれだけ振り向けられるか努力してみるのです。

一刻も早く「洗浄行為」に入らねばいられないか、あるいは、その時間を少し遅らせても我慢できるのかは、あなたに任せるしかありません。つまり、洗浄行為（洗濯行為）による安心を、今、得なければならないのか、または「五時間後」にするのかは、あなた次第だということです。別の言い方をすれば、その耐えている「五時間」に用事（仕事）が捗《はかど》るという「実《じつ》」（成果）を得られるかどうかは、あなたにかかっているということです。

社会生活をしている現在であれば、目の前の仕事や用向きをこなすために、シャツや上着、ズボンなどを洗ったり、クリーニングに出したり、シャワーを浴びたりするにしても、今すぐその行動に移るのではなく、「家に帰ってから、なんとかするしかない！」と思えないでしょうか？　そして今後も、その考え方を貫《つらぬ》きさえすれば、外出に対する予期不安や恐怖にも、「なんとかなるさ！」という慣れが生じるはずです。そうすれば必然的に、社会生活（活動）への「目安」（安心）が身（心）についていきます。

◇「医者だ！　薬だ！」と慌てない

急に不安になって動悸《どうき》が伴い、死の恐怖に陥った体験があれば、当然のように予期不安に駆られるようになり、外出のたびにかなり緊張するものです。人（健常者）から見たら、「家族が一緒だから安心……」と映るでしょう。しかし、たいていの場合、家族が一緒でも、それほどの気休めにはならないし、ましてやリラックスするなど、とんでもない話なのです。

さらに、薬にかなり依存している場合、うっかり薬を自宅に置き忘れたりすると、不安で不安で仕方がないものです。それでは、こういう場合、一体どうしたらいいのでしょうか？

●家族と外出したのはいいが、肝心の「薬」を家に忘れてきた「あなた」……。急に不安感が募《つの》り、「外出を途中でやめようか……」「薬を取りに家に戻ろう！」という思考が強まってきて、衝動的に行動に移しそうな気配を帯びてきた……。さあ、あなたはどう対応するでしょうか？

まずは、意識的に、お得意の被暗示性をプラスに活用してはいかがですか？　たとえば、次のようにです。

「薬が無いからといって、どうにかなってしまうというわけではない……。ただ、薬が無いと最悪の状態になると、勝手に思い込んでいるだけだ！　薬を飲まないで済ませば、その分だけ身体への害（薬害）が及ばないと考えるべきなのだ！　そうだ！　マイナスの自己暗示による気分が自分を慌てさせているのだ！」

その自己暗示が思うほどに効《き》かなかった場合には、「いつかは薬離れしなくてはいけないのだから、今回の薬忘れは、いい機会かもしれない！　そうだ、そうだ！」と前向きに受け入れ、「諦《あきら》めの心境」になってみてください。これがうまくいっても、いかなくても、どうせ何ごとも起きやしないのですから。

第2章

乗車恐怖

1　予期不安に駆られていないか

電車に乗っている時に、痴漢に遭《あ》ったり、スリの被害に遭ったり、なんらかの思わぬ事故や事件に巻き込まれたりしたことがあれば、誰でも乗車に用心深くなるでしょう。しかし、性格に個人差があるにしても、日が経《た》てば、その思いは薄れ、単に記憶の中の一つにしかすぎなくなるものです。もちろん、あなただけが「あの時」に受けた精神的なショックで、乗車のたびに、なんとなく「恐怖」気分に支配されるとしても、決して不思議なことではありません。

もっとも、こうした普通のレベルの恐怖の克服法については、ここでは詳しくは述べません。つまり、自ら「飛行機は苦手だ、落ちたら怖い！」「私は高所恐怖症だ！」「百貨店の屋上は苦手だ！　下を見られないよ！」などと公言しながらも、普通に仕事や生活ができている人たちは対象外だということです。

ここで取り上げるのは、あくまでも、「あの時」の恐怖を思うにつけ、不安に駆られ、単なる満員電車にも乗れないような症状を伴う不安神経症や強迫神経症における「予期不安」「予期恐怖」です。

【1】——心の健康度

◇こんなプラス思考はどうだろう

乗車に対しては、健常者でも、なんらかの心の病《やまい》に苦悩する人であっても、乗車へのストレスや個々の症状に応じて、程度の差はあれ、不安感や恐怖感を抱《いだ》くものです。

ただし、その予定や行動まで支配されるとなると、心の健康度が問題になってきます。症状の度合によっては、すべての乗り物に対して、いつも決まりきったようにマイナス思考へと走りやすくなります。つまり、「乗り物」は密室によって自分を拘束し、自由を奪う恐怖の対象だ！　という「強迫観念」に見舞われてしまうのです。

乗車恐怖が心の問題によるものであれ、身体の問題によるものであれ、「乗車」が普通にできるようになればいいのですから、プラス思考の力を借りて、どんな乗り物にもチャレンジしてみましょう。

そうです！　ここでも「流れる心」を活《い》かすのです。

●もしもあなたが不安神経症で、どんな乗り物にも乗りたくないとしても、きっと「流れる心」によるプラス思考が役立つはずです。それには、「自分は不安神経症だから、乗車資格などないのでは……」と、くだらない妄想に溺《おぼ》れないことです。

さて、なんとなく漠然とした不安感に襲われ、極端なうつ気分にはならないまでも、いつも寂《さび》しい気分や孤独な気分で、身内の誰かに側《そば》にいてもらいたいなどと心細くなることの多い「あなた」……。最近は症状もかなり良くなってきたので、就職しようという気になってきた。

しかし、電車に乗れなくなった一年前のことが頭を過《よぎ》るので、「今は大丈夫！」と少しは思えるものの、「電車通勤ができるだろうか……」と不安が募《つの》ってくる……。だが、あなたは、「この症状を働きながら治そう!」とも思っている……。

こういう状態であれば、現在のあなたは、かなりのプラス思考をしていると言えます。ここでは特に不安神経症そのものの克服法を紹介しているわけではありませんが、電車に乗れるようになるということは、あなたの症状が良くなることに必ず繋《つな》がるのです。ですから、あなたが「十八番《おはこ》」(?)としてしまっている「予期不安」に駆り立てられないようにすることです。

考えてもごらんなさい。あなたは今、神経科(精神科、心療内科)へ通っていても、医師から外出禁止を告げられているわけではないはずです。むしろ、外出することを奨励《しょうれい》されているのではないでしょうか。

乗車恐怖を克服しようとする場合、毎日ちょっと乗っては降りてみる……という練習をしたかったら、そうすればいいのです(この方法が唯一の克服法ではありません)。つまり、「あそこまで乗ってみる……」という具合に、乗る距離(時間)を決めて乗ってしまうのです。「途中で、もし不安になったら降りる!」などと、マイナスの観念はあまり抱《いだ》いてはいけません。この場合は、「気分」を重視しすぎないことです。

要は、「目的を決めない、目的が決まらない……」というのが、よけいに不安定な心に繫《つな》がりやすいのです。

あなたが必ずしも快速や急行、特急に乗れなくても、初めのうちは各駅停車でいいし、すいている時間に乗ればいいのです。ただし、すいた電車に乗りたいからといって出勤が大幅に遅れるのは、よくないことです。朝のラッシュはかなりの混雑でしょうが、「どうせ各駅停車なのだから心配はない……」という、あなたなりの目安(安心)があれば、心にはそれなりの安定が得られます。そして、次のように諦《あきら》めてみましょう。

「私は、普通に電車に乗れる！」

「気持ちが勝手に揺《ゆ》れそうになっているだけだ」

「みんなと同じように、電車の揺れに身を任せていればいいのだ」

「私は、どこも悪くはないのだ」

「どこの世界へ行っても、各駅停車より多く停まる電車なんてないのだ」

このような思考と実践を継続していけば、そのうちには、「乗り慣れ効果」で、急行(特急)にも満員電車にも、きっと乗れるようになるでしょう。

どうか、電車を目の敵《かたき》にしないでください。電車こそは、あなたの生活の味方なのです。

あなたに何の害も与えやしないのです。ですから、いつも前向きに、希望を携《たずさ》えて、「流れる心」で電車に乗り、日々の生活や仕事にも前向きに関わっていってください。そうすれば、乗車恐怖なんてすぐに治ってしまいますから。このように、建設的な心の状態を手放さないかぎり、乗車への予期不安など、きっと湧かなくなっていくものです。

●もしもあなたが対人恐怖症であるなら、「乗り物には人が乗るから怖い！」というのは理に適《かな》っていることでしょう。しかし、対人恐怖症の人がすべて、あなたと同じ気分による乗車恐怖に苦悩しているとは限りません。つまり、対人恐怖には、人それぞれの原因や過程があるのです（ここでは、多くの人〔集団〕の圧迫による恐怖と、個々の視線への恐怖を含めます）。

人への恐怖の感情は、そのほとんどが、被害妄想的な気分に充《み》ちています。ここで試しに、電車の中に「悪い人」や「恐ろしい人」（決して「犯罪者」という意味ではない）が必ずいるという「マイナスの観念」を抱いてごらんなさい。なぜか他人が、悪人の顔をしているように見えてくるはずです。ですから、「悪い人たち……」という思考をしていれば、必然的に、否定的、被害者的、自己防衛的、攻撃的な気分になってくるはずです。

であるならば、無理にとは言いませんが、肯定的、協調的、楽観的、友好的な思考を駆使してごらんなさい。きっと、その思考やイメージにふさわしい、まずまずの感情が湧いてくるはずです。たとえば、次のようにです。

「電車、バス、タクシー、飛行機……は、便利な乗り物であり、すべての人が、その恩恵に浴している！　乗客も、みな健全な人たちばかりだ！　私のことを目の敵《かたき》にしたり、監視したりしているわけではないのだ！　私も、普通の健全な感覚を発揮して乗っていればいいのだ！　どうか私もご一緒させてください！……」

このような、親近感に満ちた友好的な気持ちを携《たずさ》えた乗客になるのです。そして、さらに次のように思ってみてください。

「皆さんも、私も、普通の乗客……そうだ！　お互い、電車に毎日乗って、元気に生活しているのだ！　敵などはいない！　味方ばかりだ！　自分の心が歪《ゆが》んで、被害者的になっていただけなんだ！」

周囲の乗客は、何もあなたに敵意など抱いてはいないのです。いかに習慣になっているとはいえ、今後は人や物事を悪い方へ考えるクセはやめていきましょう。

今日も、明日も、毎日毎日、あなたや多くの人たちのために、電車やその他の乗り物は、動き、働いてくれているのです。せめて運転手さんや車掌さん、操縦士さんに、心の中でいいから、「毎日ご苦労様。ありがとう。お世話になっています……」と、つぶやいてごらんなさい。きっと感情の喚起に変化が生じるはずです。

このような心の働きこそは、感情のコントロールであり、さらなる健全な精神への道であり、症状の克服にとって大いなる「力」となっていくでしょう。それこそが、「流れる心」の心的エネルギーの効果なのです。

●もしもあなたが妄想様観念《もうそうよう》で苦しんでいて、乗車にも恐怖しているとしたら、どうしたらいいのでしょうか? ここで言う「妄想様……」とは、精神分裂病に見られるような幻覚(幻聴)を信じて疑わないこと(真性の妄想)ではなく、単に「妄想的」と理解してください。ですから健常者が、苦悩者からどんな妄想様観念を持つのか説明を受ければ、それなりの合理性を感じて納得するはずのものです。しかし、それがあまりにも飛躍した「論理」であると、健常者は「病的なあなた」と意識せざるをえないでしょう。

外出中にハトのフンが頭に落ちてくる……という事態は、千分の一、万分の一という確率で起こりうることですが、それがはるかに確率の低い事態(妄想様観念)であれば、外出するしかないし、乗り物には乗るしかないのです。なぜならば、もしちょっとの確率でも外出を控《ひか》えれば、社会生活不適応を余儀《よぎ》なくされてしまうからです。

具体的に述べていきましょう。

仮にあなたが、不潔恐怖症で苦悩しているとします。ここでは、単に乗車という実践そのものに恐怖するのではなく、乗車中に「二次的、三次的な汚《よご》れ」に関わりたくないという予期不安、予期恐怖で怯えているとしましょう。

もしも電車が、走行中に脱線したり、架線《かせん》の事故で停車したり、トンネルの中で衝突事故を起こし、真暗闇の中で乗客が転倒し自分も巻き込まれる……ということになれば、不潔なことに関わるまいとする用心などまさに何の役にも立たない……。「吊り革に触《ふ》れるのが怖い……」なんていう日頃の心配など、取るに足らぬ事態となる……。自分が転倒したまさに「そこ」は、誰がどこを歩いてきたか知れやしない靴の底……で踏み散らかされた、「不潔物付着板」ともいうべき「床」……。不潔恐怖症の誰もが抱《いだ》く、このような「強迫観念」……。こんな「とらわれ」の観念など一日も早く消滅してもらいたいと、必死に願う「あなた」……。しかし、その必死さも度を越すと、「とらわれ」の上塗《うわぬ》りになってしまうからやっかいである……。

だから今、あなたにできるのは、頭に浮かび、とても気(苦)にはなっても、心をそうした「とらわれ」に向けず、「二次的、三次的……」な不潔の連鎖を辿《たど》っていくようなマイナス思考に入っていこうとしないことです。そして、「流れる心」に登場願うのです。「流れる心」を発揮すれば、何の乗り物であれ、それがすいていても混んでいても、脳溢血《のういっけつ》や心臓病への懸念が微塵《みじん》もない「あなた」になれるのです。そうなれば、どう考えても、乗車そのものは意外に(?)平気になるはずです。

用事があるから出かける……。それには乗り物に乗らないわけにはいかない……。その目的のために心を流していくしかない……。とはいえ、当分の間は、不潔の連鎖による直接の被害はもちろんだが、二次的、三次的……な不潔に関するくだらない「観念遊び」に入りそうになるかもしれません。だから、その悪いクセを回避する(できる)能力を身(心)につけるために、他の健全なことへ意識を向けてほしいのです。その実践の後日(後年)には、気(苦)になるようで、そうでもないような、「落ち着きの乗客心理」になっていることでしょう。

別の言い方をすれば、あなたの意欲が、いつも仕事や趣味などに向いていれば、その前向きな心的エネルギーによって、「乗車」などは苦になる対象ではなくなっていくものです。そして、時には、乗車中に居眠りをし、とても良い気分でつい、一駅か二駅、乗り越すことがあるかもしれません。大いに結構なことです。それも、精神的余裕の表出でありましょう。どうか、ゆっくりと、「流れる心」の達人になっていってください。もちろん、あなたなりの余裕の達人でいいのです。点数で言えば、一〇〇点満点のうちの七〇点……それで上等です。

乗り物は、便利なものです。時間も有効に活用できます。そうです！　乗り物は、あなたの味方なのです。決して敵などではないことを忘れないでください。

【2】――身体の健康度

◇心配が過ぎるは愚《おろ》かなり

「身体に不自由なところがあるので、乗り物に乗る時は、つい気を遣《つか》ったり億劫《おっくう》になったりしてしまう……」。こう思う人は多くいますが、これは健全な感情の発露《はつろ》によるものであり、「恐怖症」とは言えません。身体に不自由な部位があっても、精神的な症状にまで陥っていない人がほとんどであります。そうした人たちは、自分が精神（心理）的に強くなることに必死であり、過去に「妄想様観念によるやりくりグセ」のヒマがあったとしても、知らないうちに真《しん》摯《し》な態度を身につけ、前向きな人生観による取り組みを行ない、こだわりやとらわれの罠《わな》にはまらない「流れる心」の実践者となったのです。少なくとも私は、そう確信しています。

そこでここでは、身体的病気(内臓疾患など)のために体力に自信がなく、精神的にも弱気になってしまっている人で、神経症的な不安や恐怖症状を併《あわ》せ持っている人を想定して、どのような「流れる心」が発揮できるかを紹介しましょう。

●もしもあなたが身体的にあまり丈夫でなく、「病弱」だと思っていて(思い込みも含めて)、乗り物での遠出にまったく自信がなく、勝手に(?)戦々恐々、症状の状態に一喜一憂し、なんとなく不安な気分でしか電車に乗れないとしたら、その精神力をもって不安や恐怖を鎮《しず》めなければなりません。そうすれば、その最善を尽くす精神力(意欲)は、自律神経に安定をもたらし、病弱な身体にも、良い影響を与えこそすれ、弊害はないのだ――そのように、とことん信じてほしいのです。なぜなら、仮に内臓のどれかが病気であっても、乗車によって内臓が「外部」からの過激な刺激を受け、その痛みに耐えながら電車に乗り込むわけではないからです。

要は、「乗車によって内臓の症状が必ず悪化するのではない!」と確信することです。船

（心）の舵《かじ》取り役である「船長（意識）」さえ、うろたえず、前向きなプラス思考であれば、それで何ごとも起きやしないのです。なぜなら、その「船長（意識）」の自信ありげな態度こそは、思いのほかの説得力を内臓諸君に与えてくれるからです。

どうか、気分に翻弄《ほんろう》されすぎずに、乗るべき物には乗る……という「あなた」であってください。そうすれば、精神的な面だけではなく、心が原因の病など（心身症など）にも「霊験《れいけん》（効験《こうけん》）」があらたかでさえあるのです。

【3】——心と身体の健康度

◇身体の調子に合わせればよい

ここでは、心身の健康度に問題があって、「予期不安」も複雑である場合の克服法について述べます。ただし、「複雑な心理状態で乗車せよ！」と無理強《じ》いするものではありません。体力（体調）に自信がないうえに、不安神経症状や強迫観念症状があると、単なる「乗車」であっても、かなりの決心がいるはずだからです。

「外出はしたい、電車にも乗りたい、行かねばならないところがある……」。こうした前向きな思考は、心身にとても良いことです。
それでは、はたしてどのように心を流していったらいいのでしょうか？

●もしもあなたが身体が弱く、人混みなどの物理的刺激にかなりの圧迫感を抱《いだ》き、そのうえパニック症状や強迫観念にも苦悩しているとしたら、乗り物には乗れない、いや、乗ってはいけない「重病人」なのでしょうか？（医師から「絶対安静」を告げられている場合は、話は別ですが）

ここでは、外出、乗車などを禁じられているわけではなく、症状によって不安や恐怖を駆り立てられている「あなた」と想定してみましょう。

この場合、やはり問題になるのは、精神面でありましょう。とはいえ、満員電車にギューギュー詰めになっても平気であれ！　などと無茶を言うつもりはありません。ゆるやかな「流れる心」のエネルギーを始動させればいいのです。

外出すると疲れる……。だからといって、家に閉じこもってばかりいては身体機能が衰《おとろ》え、また、精神が弛《たる》みすぎればストレスとなり、イライラしたり無気力状態に陥ったりする……。それに、なんだか頻繁《ひんぱん》にうつ的な気分になる場合もある……。そんな自覚がある「あなた」。

大切なことは、強い「うつ状態」の時は別としても、自分をあまり「病人扱い」しないことです。それより、「健常者である！」という思いを抱いた方が、「先に進める」ような気分になれます。少し極端かもしれませんが、「自分はどこへでも行けるし、どんな乗り物にも乗れる『資格』を持っているのだ！」と思い込んでしまうぐらいの方が、社会生活でのまずの適応を果たしやすいのです。

長い年月、「不安」にさいなまれていた心の習慣を、すぐには拭《ぬぐ》い去れないでしょうが、いつかは心を新たにして「克服」するしかありません。なぜなら、乗車への予期不安は、逃げる心理には向かってくる（追いかけてくる）が、受けて立つ心理（受容の精神）には弱いからです。つまり、逃げる心理は、怯《おび》えの心理の増長を促《うなが》してしまうのです。だから、逃げることさえやめていけば、不安や怯えの方から、こちら（あなた）から頼まなくても勝手に離れていってしまいます。

乗り物に対する不安や恐怖を抱き続けてきた「あなた」は、たとえばバスの中で新聞や雑誌、本などを読んだ時に覚える「乗り物酔い」や、その時の吐き気を伴う嫌《いや》な気分さえ、「症状」のせいにしてしまうかもしれません。そんな時は、「これは誰もが味わう『乗り物酔い』なのだ」と言い聞かせてください。そうでないと、そうした状態になるたびに、外出や乗車による「嫌な気分」だ……と思い過ごして、その嫌な気分を外出や乗車に「責任転嫁《てんか》」するでしょうから。

要は、あなたが心身の不安定さを「正直に」感じたとしても、それはそれとして、やたらに予期不安などに駆られないことです。

なお、以上述べてきた「あなた」へのメッセージは、自分なりによく咀嚼《そしゃく》し、自然で前向きな感覚として身(心)につけてください。

【4】――「流れる心」を活用せよ

◇友人(知人)を訪ねることの効用

人は、どんな性格であっても、「被暗示性」という性質を持っています。暗示を受ける時は、他人の言葉から直接影響されたり、自分自身による自己暗示によるものであったりします。

さて、本人なりに症状の原因への自覚がありながらも、あるいは意識されていないにしても、結果として「乗車恐怖」とその「予期不安」に悩んでいる「あなた」。症状に「とらわれ」、その心の習慣が必然的に「用心」する能力を高めているというのが、現在の状況でしょう。つまり、乗車のことが頭から離れず、それを目の敵《かたき》にしているという状態です。

しかし、目の敵にすればするほど、とらわれの「塊《かたまり》」は肥大していきます。つまり、被暗示性によって、乗車恐怖をますます募《つの》らせてしまうのです。こういう場合には、意識を「乗車」から離し、別の方へと流さなければならないはずです。

とはいえ、「流れる心」の実践への意欲もさることながら、その能力者たらんとするには、かなりの月日(年月)が必要であります。心身の鍛錬《たんれん》の成果が、二日や三日で得られるものではないからです。しかし、何ごとも始めなければ結果は得られません。

ところで、「流れる心」の能力を会得《えとく》するのは、あなた個人(一人)での思考と、その実践でも可能ですが、他人(家族も含めて)との言葉の交流によって「流れる心」へ入っていく方が好ましいと言えるでしょう。

どんな原因による乗車恐怖であっても、自信喪失状態であると孤独感を覚え、抱《いだ》く思考やその感情が必然的に陰湿になり、逃避的、被害者的な気分に充《み》ちてきます。これは心の停滞であり、くだらない「予期不安」に駆られだすと、自力で心のコントロールをしようと思っても、自分の心でありながら思うように前に流せなくなります。もしもそうした状態に陥ったならば、人と言葉を交《か》わして、「流れる心」に入ってみてはどうでしょうか?　そうすれば、嫌《いや》でも人自分も言葉をもって応《こた》えねばならないので、自分の言葉に耳(心)を傾けなければならないし、自分も言葉をもって応《こた》えねばならないので、健常者からの「とらわれ事」にだけ心を向けているわけにはいかなくなるからです。つまり、健常者からの健全な語りかけに、健全な感情で応えねばならなくなるのです。そうなれば、おのずと、「乗車恐怖」という症状的な気分から一応は離れた対人交流の実践が得られますから、「乗車が怖い」という感情の出番も、途切れ途切れの様相を見せてくれるはずです。

「流れる心」へ入るきっかけは、人との交流の中で、人知れず創《つく》られていることに、あなたはお気づきでしたか?

●「電車やタクシーに乗っても、心身に異常をきたすことなど絶対にない!」という認識でいるが、「何か異変があるかも……」という予期不安に駆られて仕方がなく、「一人での外出はしたくない……」と、いつも気持ちが負けている「あなた」……。もしも、いつもは電話での交流だが、思いきって友人(知人)宅へ出かけてみようという気持ちになってきたのなら、「思い立ったが吉日《きちじつ》!」とばかりに実践してみてはいかがですか?(「思い立ったが吉日!」と言っても、あなたを縁起恐怖症扱いしているのでは決してありません)

女性であれば、一応の化粧と好みの外出着で着飾り、男性であれば、髭《ひげ》を剃《そ》り、髪を梳《と》かし、洋服にネクタイ……とまではいかないまでも、磨《みが》いた靴やおしゃれなシャツなどで小綺《こぎ》麗《れい》に装って、できるだけ意識を「洒落《しゃれ》っ気」に向けてみてください。

人は、汗くさいヨレヨレの衣服と、ドロがついた履物《はきもの》で外出すると、なんとなく心身を庇《かば》いながらの劣等感を持って歩くようになり、心の流れも勢いを欠いてきます。人間は、「感情の生きもの」「気分の生きもの」であるからです。また、おしゃれによって心の動きを喚起されたほうが、ある種の立ち直りが促進される(克服エネルギーの表出が促される)と言えるので、足どりが軽くなる等、まさに望ましい状態になっていきます。

それでは、具体的に述べていきましょう。

あなたは、久しぶりに友人を訪ねることになった。もちろん、先方にはすでに連絡済みである。途中、洋菓子店に立ち寄り、店員と言葉を交《か》わし、手土産《てみやげ》を買う「あなた」……。心はすでに、お土産の菓子に、先方の家に、自分が健全に挨拶《あいさつ》する姿へと流れていた……。

もしもこの時、乗車への不安感がシャシャリ出てきても、そのような少々の予期不安など放っておけばいいのです。どうしても気になった場合には、次のように自分に言い聞かせましょう。

「何も無人島へ出かけるわけじゃなし、善男善女《ぜんなんぜんにょ》の人たちと席を同じくして電車に乗り、かけがえのない友人を訪ねる自分……。優《やさ》しい笑顔で待っていてくれる友人……。何も不安なことなんてないじゃない……。親切な駅員さんがいる駅……。電車は孤独な乗り物ではなく、私たちのためにある便利な善意の乗り物なのだ」

こう言い聞かせ、あとはただ電車に乗っていればいいのです。そして、「これ以上の、心を励《はげ》ます『特効薬』(観念)など、世界中を探しても無いのだ……」と、心の底から前向きに諦《あきら》めてしまってごらんなさい。そのような決意の「あなた」に、どんな災《わざわ》いも決して降りかかってなど来やしませんから。

途中、携帯電話で連絡をとったりしながら(かけなくても、持っているだけで安心が得られたりするものです)、どうぞあなたなりの、気が済むような心の流し方で友を訪ねてください。そして、その後日に、距離を延ばしながら外出の実践を積み重ねていってください。乗車への予期不安など、きっとバカバカしく思えるようになっていくはずです。

◇景色(風景)に視線を向けよ

神経症の克服においては、症状が出てきても、本来は「思考云々《うんぬん》……」などとあまり「やりくり」せずに、それこそ「忍」の一字で乗り越えるのが一番いいのですが、身(心)についた強迫観念のすべてに対して、そう「うまく」いくわけではありません。がんばりすぎれば余計にとらわれが増し、だからといって、まったくがんばらなければ、それはそれで症状に押し潰《つぶ》されてしまいます。

つまり、ほど良い「克服法」を探すのは、とても大変なことなのです。しかし、どのような克服法であっても、神経症に関するかぎりは、「流れる心」の状態になることこそが一番良い克服への道……と私は確信しています。

そこで、乗車恐怖の克服法として、「流れる心」という名の「車」に乗って、電車やバス、タクシー、飛行機などに「乗り込む」という考え方をするのはいかがでしょうか？　ただしこれは、電車の中で「『流れる心』という車に私は今乗っている！」などとブツブツ唱《とな》え、それにはまってしまえ！　という意味ではありません。自然と景色などに気をとられている状況にあれば、心はそれに応じて「流れる」はずだということです。

●もしもあなたが心を内(自分自身)にばかり向けているとすれば、不安が募《つの》ってきて当然でありましょう。どんな原因で乗車に怯えるにしても、また閉所恐怖症状と合併しているかもしれない「あなた」であったとしても、自分が頼りなく思えるでしょうが、克服のためには、何か心に「張り」を感じるような目的（希望）を探すことが大切です。そのうえで、外出し、乗車し、降りてまた歩く……という過程の合間に、視野（視線）を樹々《きぎ》の緑や花、あるいは賑《にぎ》わう多勢の人々の動向やファッションなどに、友好的、建設的、協調的な目を向けてごらんなさい。劣等意識に陥らず、健全で活気のある世間の大きな「流れる心」に積極的な態度で参加しようとする気分こそは、乗車への苦手意識を稀薄《きはく》にする効果を持っているのです。

飛行機やロープウェイ、モノレールといった空中や高架《こうか》を走る（飛ぶ）乗り物の場合にも、遠方の景色に目をやるもよし、もしそれが困難なら、足元の床《ゆか》に絶対的な信頼を寄せて、不安がなんとなく過《よぎ》ろうとも、周囲の元気な話に耳（心）を傾けるのです。

さらに心の安定を図りたいのなら、次のような言葉を参考にしてください。

「世界中の政治家、外交官、商社マンは、毎日、飛行機で飛び廻っている。家族連れだって、空の旅で心からレジャーに親しんでいる。スチュワーデスは、何の不安も恐怖も抱いていないどころか、『流れる心』を発揮して仕事をこなし、そのことに誇りすら持っている。彼ら（彼女ら）は、何の不安も屈託《くったく》もなく、今、人生のプロセスを楽しんでいるのだ……」

ぜひあなたも、こうした「心」を感じてみてください。

◇何にも頼らない

乗車の場合、短距離と遠距離とでは当然、乗車時間が違ってきます。「閉所」へのこだわりがあると、「逃げの心境」で座席に我慢して座っているだけだったりするはずです。そのため、気をまぎらわせる方法を何か考えたくなってきます。

その気持ちはわからないではありませんが、ここでは、他への気分転換が下手《へた》な人のために、「何にも頼らない」克服法を紹介したいと思います。

●親戚の結婚式に出席するために、家族と一緒ではあるが新幹線に乗らねばならなくなった「あなた」……。長時間の乗車では生きた心地がせず、恐怖に見舞われてしまう……(不安神経症、強迫神経症のどちらでも同様です)。

しかし、式に出席しないわけにはいかず、精一杯の勇気を出して乗車してしまった……。列車のスピードはぐんぐん上がり、東京駅からどんどん遠ざかっていく……。家族と一緒であっても、安住《あんじゅう》の地から離れていくような心境……。行き先は、あまり見知らぬ土地の親戚の家……。何を、どう、自分に言い聞かせようとしても、努力しようとすればするほど不安が募《つの》ってくる……。そしてついに、「万事休す……」の心境になってきた……。

ここであなたは、何かに頼ることをやめようと思った。一瞬、血の気が引くような感じに見舞われた……。すると今度は、すべてから「見放された」気分に支配され、「もうダメだ……」と弱気になってきた……。そのため、同伴の家族に救いを求めたい心境に陥った……。

しかし、実際には、「救いの呼びかけ」をしなかった「あなた」。このような場合、何にも頼らないがんばりの精神でかまいませんが、傍《かたわ》らにいる肉親を頼り、その賑《にぎ》わいに目を向けることもいけない、と言っているわけではありません。せめて、気心の知れた家族の健全な雰囲気に触《ふ》れていられればいいのです。そうすれば、やがては目的の駅に着きますから……。

2　乗って治す、乗らないで治す

乗車恐怖を治すには、乗車にチャレンジしなければならないのでしょうか?　それとも、乗車は一切しないでもいいのでしょうか？　私は、単に恐怖症状の克服のことだけを考えるのなら、どちらでもいいと思っています。

しかし、現代において、「乗車」を完全に否定した生活（社会生活）は考えられないし、ほぼ不可能です。もちろん、山林や山奥での仕事であれば、せいぜい自動車に乗る程度でありましょうが。

電車や飛行機に乗らなくてもいい仕事（職業）であれば、職場（社会生活）不適応の誹《そし》りは受けずに済みます。この場合、「乗れない……」という劣等感や、「乗れなければならない」という緊張感から解放されるので、いつしか満員電車に「乗れるようになる力」が甦《よみがえ》ってきます。つまりこれは、自然と「とらわれ」からの解放の実践をしていたということなのです。

【1】――臨機応変でよい

◇必要があれば乗るしかない

誰が考えてもわかることですが、「乗り物」には便利だから乗るのです。だから、「乗る必要があれば乗る！　乗る必要がなければ乗らない！」と言ったって、どこの誰からも苦情など来やしません。健常者では、これは日常茶飯事《さはんじ》の感覚であり、そこにはなんらの精神的葛藤《かっとう》もありません。

だから、乗らねばならない「乗り物」を前にして、一歩も踏み込めないとなれば、劣等感に陥るしかないでしょう。そうなると、乗れるようになるために、心を働かせなければなりません。

それでは、見出しにあるような「臨機応変でよい」、つまり、「流れる心」によって「必要があれば乗る！　必要がないなら乗らない！」とするのは、具体的には、どのような考え方によって、どのような実践をすることなのでしょうか？

●もしもあなたが強度の乗車恐怖症で、「なんとしても克服したい！」と意欲満々でありながら、「まったく自信が湧いてこない……」としたら、どうすればいいのでしょうか？
この場合はまず、「自信がないままでもなんとかなるさ！」という認識を持ってほしいのです。自分（あなた）にとって都合のよい考え方をするのも、「臨機応変」の範囲に含まれるからです。

精神的ストレスが原因の自律神経失調による過敏性大腸症候群で、下痢《げり》や軟便で悩んでいる最近……。朝のラッシュ時の急行電車に乗れず、仕方なく各駅停車に乗る……。急行電車では、急にお腹が痛くなった時、トイレに間に合わなくなってしまう……。考えただけでもゾーッとする怯《おび》えの感情……。

この下痢（軟便）は、乗車恐怖のためだけでなく、普段の心の状態（不安、緊張、精神的葛藤）に大いに関係するものですが、乗車した途端《とたん》に緊張が走り、自律神経のバランスが乱れ、便意が急を告げることがあるのです。もちろん、乗車したがために下痢をするというよりも、普段からそのようなお腹《なか》の状態だというわけですが、多くの場合、「もしも急行電車の中で下痢になったらどうしよう！」という予期不安や恐怖に駆られてのものです。

また、何日も便秘が続いているから、「下痢の心配はない！」と思っても、「乗車中（満員電車や急行電車）に運悪く便秘が治り、便がドバーッと出てしまうのではないか……」と、際限のない恐怖に駆られてしまうこともあります。

こういう場合、刺激の強い食べ物や冷たい食べ物、コーヒー、炭酸飲料水、ビールなどは、当分は避けるしかないでしょう。そのうえで、普段から心の安定を図るために、スムーズな「流れる心」の状態を会得《えとく》しながら、乗車へ対応していくことです。当分は、時間がかかっても、早起きして各駅停車で通勤・通学してもかまわないのです。

こうした対応をとりながら、普段の生活の場面で機会があれば、時には急行電車や準急電車、快速電車に乗ってみればいいのです。そのようにして乗り慣れる習慣を身（心）につければ、少なくとも乗車への不安や緊張、精神的葛藤は、それほどでもなくなっていくはずです。つまり、乗り慣れるだけ自律神経のバランスが調《ととの》い、その結果、下痢を避ける可能性も大きくなると言えます。どうぞ、臨機応変に試《こころ》みてください。

要は、各駅停車で出勤や登校をしても、社会生活不適応者とか落伍者《らくごしゃ》と言われる筋合いは微塵《みじん》もない！　という自信を抱《いだ》くことです。

●もしもあなたが「対人恐怖」、「閉所恐怖」などによる乗車恐怖であれば、どのような心構えで克服すればいいのでしょうか?

前のところで述べたように、電車の中での粗相《そそう》(大小便を漏《も》らすこと)は、まさに羞恥《しゅうち》の極《きわ》みでありましょう。そのため、その恐怖の質からして、「忍耐」も及ばないという意味では、本人にとっては、他の場合よりも用心に用心を重ねざるをえないのです。

しかし、そのような生理現象を伴わない強迫観念による乗車恐怖の「あなた」であれば、苦悩は伴いますが、上手《じょうず》に心を流しながらの「忍耐」は大いに役立つのです。とはいえ、我慢に我慢を重ねて、どんなことがあっても歯を食い縛るべし！　と言っているのでは決してありません。「とらわれ」への対処には一定の忍耐も必要、ということです。

さて、ここでの場合は、必要があれば乗り物に乗るしかありませんが、たとえ臨機応変の精神による乗車であっても、積極性が感じられる状態であってほしいものです。つまり、あなたなりにできる範囲での、気力の発揮が必要なのです。

傍目《はため》には、どう見てもそれほどの恐怖感を抱いているようには見えない「あなた」なので、他人は、あなたの症状性などを真に見抜き理解することなどはできません。ですから、たとえ心理療法を受けていても、最終的には、その恐怖を味わっているあなた自身が、自らの精神力によって克服していくしかないのです。

これは逆に言うと、自分を必要以上に甘やかす（逃げる）のも自由だ、ということを戒《いまし》めるのも大切だということです。要は、すべてはあなたの「心」次第ということです。

具体的に述べてみましょう。

新しい就職先を見つけた「あなた」。あなたが選んだその職場は、電車で片道三〇分という近距離であった……。つまり、「あまり遠いのでは、通勤（乗車）に不安や恐怖が必要以上につきまとい、自信がない……」というのが選択の理由であった……。

そう、それで結構なのです！　ここで大切なのは、久しぶりの勤労意欲の喚起であり、それを無駄にしないために近距離の職場を選んだ……というのは、あなたなりの「臨機応変」

の実践なのです。つまり、「今のあなた」の乗車(外出)能力に見合った「流れる心」の発揮と言えるでしょう。ですから、今のあなたが近場への就職を求めるのは賢明だし、責められるものでもありません。

もしも万が一、人間関係の問題(対人恐怖の症状)でその職場を辞《や》めることになったとしても、それに懲《こ》りずに、すぐに別の職場を探し、すかさず面接し、採用されたらふたたび通勤を始めればいいのです。「劣等感など無用……。仕事はどこにでもある!」と、前向きに、自分に都合のいい論理で自分の心をカバーすることです。

このように、目的意識を最優先にできる(する)心の状態こそは、「流れる心」への御膳立《おぜんだ》てをするものだと言えます。

あなたは、必要があるから電車に乗らざるをえないのです。すいた各駅停車に乗りながらの「出勤」でいいのです。そのうちには、その「乗車の状態」に慣れてきて、症状など、いつのまにか稀薄化《きはくか》していくでありましょう。

◇乗らないで済めば、それもよし

乗車恐怖の原因となる対象が五つも六つもある人もいるでしょうが、たとえその対象が一つであっても、通勤や通学の足である「電車」に乗れなくては、社会生活不適応を思い知らされるでしょう。ですから、そうした人は、乗れるように心を慣らしていくしかありません。生涯において、電車のお世話にならないわけにはいかないからです。

しかし、「今は恐怖のために乗れない！」としても、主婦や自営業者で、自分の家や店が働き場所であって、何の不都合もなく暮らしているのなら、それはそれで一向にかまいません。

要は、当分は乗らない（乗れない）状態であっても、「私は電車に乗れない！　駄目な人間なのだ！」などと、精神的葛藤に陥る必要はまったくないということです。なぜなら、「とらわれ」による強迫観念で自分を追い詰めなければ、とらわれる必然性が生じないからです。つまり、電車に乗れないことを重荷に感じずに、日々の楽しみや仕事や労働（家事）に心を打ち込んでいればいいのです。そうすれば、そのうちにきっと、電車に乗れる精神力が自然に得られるようになります。

乗車恐怖の「あなた」よ！　電車に乗っても乗らなくても、人生を真摯《しんし》に送っていってください。そうすれば将来、その達観《たっかん》（動じない心境）した能力に見合った健全性も心の融合性も甦《よみがえ》ってきて、家族旅行などが楽しめるようになります。それには、毎日の生活や仕事に、さらに前向きな思考と実践を果たしていくことです。そのような積極的な心の働きこそが、あなたの人生にとっての必要なエネルギーなのです。
そうです！　「流れる心」は素晴らしいものなのです！

【2】――希望や楽しみを探せるか

◇意志さえあれば「流れる心」の力は喚起される

乗車恐怖の克服はもちろん、あらゆる神経症やうつ病の克服、さらには確かなる人格形成や能力開発（自己啓発）において、「希望や楽しみ」の有無は、その成果に大きな差をつけます。つまり、克服の過程において「希望や楽しみ」があると、克服や啓発に欠かせない「流れる心」に拍車がかかり、「希望や楽しみ」がないと、「流れる心」の停滞《ていたい》につながるということです。

さて、乗車恐怖の克服ですが、「どうしても行かねばならない！」「義理があるから出席しないわけにはいかない！」という状況に迫られれば、出かけないわけにはいかないでしょう。ここでもし出かけられるのなら、まずまずでありましょう。

しかし、たとえ出かけられるにしても、できるならば「希望や楽しみ」を持っての外出でありたいものです。それらがあれば必然的に、喜びや達成感などの「感情」の喚起が得られますし、心の流れが良くなるはずだからです。

つまり、ここで「意志(意思)」の出番となるわけです。この時、「希望も楽しみもまったくない……」と思う無気力な悪い習慣、すなわち「希望や楽しみ」なんて自分には関係ないと思う心を変える必要があることに気づいてほしいのです。

たとえ環境や状況に大きく影響されての症状の場合でも、自分の心の流れを良くするため、症状を克服するために、最後はやはり、自分自身の心的エネルギーで、「希望や楽しみ」を求めねばならないのです。

まるで音を立てて流れているかのような「流れる心」の力は、人生をきっと豊かにし、その力のおかげで生きがいも感じられることでしょう。ですから、まずは、乗車恐怖を克服するために、精一杯に「流れる心」について知ることをお勧めします。

●もしもあなたが、「希望や楽しみがあるのは健常者だけだ。そんなものがあれば、乗車恐怖になんか陥るわけがない!」と心の流れを逆流させ、決めつけているとしたら、もう少し穏《おだ》やかな思考と知恵のある柔軟性を発揮するように努めてください。希望や楽しみは、特定の人だけを目指して寄ってくるのではなく、誰の前をも通っていってくれるものなのですから。つまり、ここでは、そのことに気づき、希望や楽しみを持って仕事や学問に切磋琢磨《せっさたくま》できるかどうかという意思（意志）が問われているのです。チャンスに気づけるか否《いな》かが、運命の別れ路でありましょう。

ちなみにこのことは、乗車恐怖のみならず、他の症状の克服についても言えることです。

さて、何ごとも行なわないうちから、その真の喜びを先取りすることは不可能であります。まずは近づき、手にし、思いを入れる……。そうしてこそ、あなたの心の働きは、それなりに本格化していくのです。

たとえば、あなたが女性であるならば、「おしゃれ」をしてみましょう。洋服、ヘアスタイル、そして靴やバッグ……をおしゃれに「キメる」のです。

別におしゃれにこだわる必要はありません。ファッショナブルでおしゃれな街へウインドウショッピングに出かける……。「神の手」を持つと称される「カリスマ美容師」にカットしてもらう……。料理、茶道、生け花などの教室に通ってみる……。人と出会う場に出席してみる……。友人と観劇する……。おいしい料理を食べにいく……。ダンス教室に通ってみる……。スポーツを始める……。アルバイトを始める……。

こうしたアプローチによって心の流れが今よりも良くなれば、乗車そのものへの不安など、やがては自然と消滅し、道草を食って損なことをしたと思うでしょう。しかし、それを貴重で必要経費的な体験として今後に活用し、無駄な道草が転じて有意義な経験になると思考を切り替えれば、きっと自分の心の働きによって豊かな余裕の感情が喚起されるでしょう。

【3】――人生に光が射《さ》せば、乗車恐怖などはすぐに消滅する

◇乗り物にばかり心を奪われないで、仕事、勉学、趣味などに精一杯の情熱を傾けよ

心身に怯《おび》えがまとわりつき、その状態で日々を送っているとすれば、誠に損な話であります。人生に重荷はつきものですが、症状に対処するだけで精一杯なのだから、さらなる重荷となると、成功や喜びのためであっても、それを乗り越えようとする気になれず、ただひたすらに打ちのめされるだけ……といった「あなた」でありましょうか。

そのように自信のない日々であっては、何ごとにつけ、否定的、悲観的、被害者的、時にはその反動で、攻撃的な気分や不安定な気分での外出や乗車を余儀《よぎ》なくされてしまうものです。しかし、攻撃的な気分になったからといって、恐怖など感じないで乗車できるというものでも

ありません。特に、重度の神経症で苦悩(克服)中であれば、前向きな思考や、それにふさわしい感情の出番など、しばらく縁がないためになおさらでしょう。

乗車恐怖の「あなた」よ！　そうは言っても、意識的、創造的なプラス思考がたとえ実感のあまりない頼りないものであっても、プラス思考を意識しないよりかは、はるかに有意義であり、その積み重ねは、本格的な「流れる心」の出番を促《うなが》すことにさえつながるのです。つまり、心の方向性が「陽」であり、建設的であり、協調的であれば、その「道」は決して間違ってはいないのです。

大切なのは、心の向きを仕事、勉学、趣味へ向けよう……とする気持ちを持つことです。そうすれば、健全たらんとする心的エネルギーの働きによって、それなりの「手応え」を感じるようになります。「なんとかいけそうだ！」という感情が少しでも強くなってくれば、電車に乗るにしても、被害者的、悲観的な気分などは勝手に稀薄《きはく》になっていきます。

そうです！　このような状態にまで来ると、乗車は気(苦)になるが、恐怖や逃げ出しの心境には至《いた》らない「力」を得ていきつつある自分をなんとなく感じられるようになるのです。つまり、人生(仕事や勉学など)に希望を抱《いだ》けるようになるということ、それすなわち、乗車に普通の感覚で関われるようになるということです。そして、乗り物の便利さを実感できるような健常者の感覚と、まったく遜色《そんしょく》のない健全な感覚を持てる能力者になっていくのです。

さあ、仕事、勉学、趣味などに、精一杯の情熱を傾けてごらんなさい！

◇恋人について

「恋人はいますか？」と問えば、「はい」か「いいえ」のどちらかの答えが返ってくるでしょうが、中には「仕事が恋人です」という人もいるでしょう。それほどに心を打ち込める対象があれば、「乗車が怖い……」などという症状的なとらわれもほとんどないはずです。

しかし、強迫観念へのとらわれも年数が重なると、矛盾《むじゅん》しているようではありますが、「あの仕事は好きだが、今ある『とらわれ』の症状のために、職場に行けなくなったり、電車に乗れなくなったりする……。だから、仕事が好きなこと……と、電車に乗れなくなることとは別問題なのだ……」という状態になります。だとすれば、仮に恋人ができて、乗り物に乗って相手に会いにいくという機会ができても、乗車恐怖が解消するとは限らない……となります。

しかし、実はそうではないのです。恐怖心が皆無《かいむ》ではないにしても、異性への「熱愛」は乗車能力への予想以上の牽引力《けんいんりょく》を発揮するものなのです。そこが人間の感情の不思議なところです。

乗車(出社)できなくなった真の原因がなんとなくでも(絶対確実ではなくても)認識できれば、最善なる対応をすれば、乗車恐怖克服は決して雲をつかむような話ではありません。つまり、その原因を受容し、克服に最善を尽くすのはもちろんですが、ここではそれはそれとして、「流れる心」の心的エネルギーを肯定的、建設的、創造的な感情によって「恋人」に向けていくのです。

要は、症状的気分(乗車への懸念や不安感)に支配されやすい状態ではあっても、対象(恋人)への思い入れを強くすれば、案外乗車できたりするのです。「地上最愛の恋人が待ってくれている」と思っただけで、途中に針の山があったとしても、出かけようとする心は、かなりのエネルギーを発揮するはずです。

症状者よ！「症状ある者は恋人をつくってはいけない」という法律など決してないことをお忘れなく。

第3章

閉所恐怖

1 「開く心」と「閉じる心」

人間社会において「閉所」と称される「場所」は、電車、自動車、エレベーター、飛行機、部屋、冷凍室、倉庫、地下室（道）、金庫室、洞窟《どうくつ》、トンネルなど、数えれば際限《さいげん》がありません。それらの「閉所」は、「閉所」たる所以《ゆえん》が「合理的」なもので、「安全」のために「閉所」となっています。そして、ここで述べる「閉所恐怖」の克服法は、こうした「閉所」に生活上、仕事上関わる必要があるが、恐怖に陥《おちい》ってしまうのでなんとか克服したいと願う人のためのものです。

予期不安、予期恐怖もさることながら、マイナス思考を働かせていなかったのに急に怯《おび》えが始まってしまうことによる、心の奥底から揺《ゆ》さぶられるような恐怖心は、その過程が定かではありません。ですから、ますます心身ともに緊張を余儀なくされ、見えない「敵」から自分を守ろうとして「ガード」を固めてしまうのです。実は、その「敵」は、自らの心の内にあるのを気づけないままに……。

その時の「心」は、必然的に用心深くなり、「閉ざされた」状態にあります。息をひそめたような心の働きであっては、楽観的、協調的、肯定的な気分などでいられるはずはありません。しかし、やたらに心の扉を閉じていたのでは、気の休まる暇《ひま》がなく、健全な精神状態だとは言えません。

そうです！「開く心」の能力よりも、「閉じる心」の能力の方が優位であっては、いつになっても閉所恐怖を克服することはできないのです。

この考え方は、何も閉所恐怖に限らず、他の症状にも幅広く活用できるものです。なぜなら、社会生活のあらゆる場面において「開く心」を持つことは大変願わしいことだからです。心を閉ざしてばかりいて、自分を劣等感で支配してしまっては、閉所に限らず、あらゆる場面や状況に不適応の音色《ねいろ》を奏《かな》でてしまうでしょう。

【1】――「開く心」

◇積極性を持つ

この場合の積極性とは、心を開こうとする気持ちのことです。人間である以上、一時の感情で心を閉ざしたくなる場合があります。それは、健全な人間でも必ずあることです。

しかし、誰が見ても（考えても）感情の喚起の理由に論理性が欠けていて、説得力に乏しいとなれば、健全な社会人の中で一人違和感を醸《かも》し出してしまい、必然的に協調性のなさが問われてきます。その点、積極性の発揮は、自己の向上はもちろん、社会への貢献をもたらし、自意識の納得や満足感の源泉となって、心の流れをますます良くするでしょう。だから、積極性は必要なのです。

それでは、閉所恐怖を克服するための効果的な「積極性」の発揮について、より具体的に紹介していきましょう。

●心身にはなんらの症状もなく、元気に社会生活を送っているが、こと「閉所」に関してはなぜかストレスを感じてしまう「あなた」……。閉所に対する不安や怯えの感情に支配され、電車などの「閉所」に関わる時は、意識的にせよ無意識的にせよ、心のガードを固めてしまい、「開こう！」ともしない……。もっとも、そこから飛び降りて（飛び出して）まで逃《のが》れようとするほどの衝動に駆られることはないが……。

「『閉所』に関わる時は、不安や怯えの感情にはちょっとでも陥りたくない……皆と同じように平気でいられるようになれないものだろうか……」と思っている「あなた」……。

ここで覚えておいていただきたいのは、「治る（克服する）」というのは、閉じることを覚えすぎた心の習慣に代えて、「開く心」の習慣を甦《よみがえ》らせることです。「閉じる」ことを目指す思考に「幅」や「余裕」を与えるのです。つまり、「オレは（私は）閉所が苦手なんだよ！」と心を開いて公言している多くの人々にあやかり、たとえ真似《まね》でもいいから、自分もそう公言することに臆《おく》することなく心を開いていくのです。

閉所への苦手意識などは、秘密にする価値など爪《つめ》の垢《あか》ほどもないと認識してしまいなさい。それこそが、健全な心の働きの表出なのです。公言しても、周囲の知人や友人が訝《いぶ》かることなど決してありません。

この考え方は、人間関係、仕事の関わり方などに広く応用できます。そして、実際に広く応用してこそ、抑圧や葛藤のない(少ない)、より健全な精神状態が維持できるのです。

●もしもあなたが、うつ状態で気分がすっきりしないのに、外出の必要があって、電車やエレベーター、バスやタクシーに乗らねばならない状況に置かれた場合、その外出や閉所への関わりが自主的なものであっても、家族や友人と一緒の方が「安心」と思えて仕方がないのなら、同伴してもらってもかまわないのです。

こんな時に自尊心を高くせず、柔軟に人の好意を受けようと願う心も、「開く心」の一種だと知ってください。複雑な心理状態による閉所恐怖の「あなた」であれば、健常者の「閉所は苦手」という感覚とは比べものにならないほどの陰湿《いんしつ》な感覚を抱《いだ》いているはずです。しかし、同伴者がいないと安心できない自分自身を最悪の「病弱者」だなどと決めつける必要は決してありません。

たとえ同伴者についてきてもらっても、静かな落ち着きの気分を持ち、いまの自分がわかっていればいいのです。つまり、抑うつ状態などは、誰もが罹《かか》る「麻疹《はしか》」みたいなものだと静観《せいかん》し、プラスの思考を駆使しながら、「日々に最善を尽くしているのだから、これでいいのだ」と思っていればいいのです。

この「自覚」さえしっかり持っていれば、閉所恐怖においては言うに及ばず、それ以外の苦悩(症状)においても、やたらに心を乱し、慌《あわ》てふためき、挫折感や厭世観《えんせいかん》などに陥るということはなくなります。

要は、いついかなる場合でも、「流れる心」の流れを堰《せ》き止めないことです。そうすれば、ほとんどの心の症状は、思いのほか克服していけるものなのです。

●不安神経症(パニック障害)で外出が不安なのに、そのうえ乗り物や閉所に関わらなければならないと考えると、「まったく自信がない……。どうやって克服したらいいのだろうか……。もう何年も病院からクスリをもらって飲んでいるのに……」と、毎日のように悩んでいる「あなた」。さらに、「『動く閉所』や『動かぬ閉所』(次の項目で取り上げます)に対する、人から見ればくだらない、どうでもいいような恐怖を、症状として真に共感し、理解してくれる人がいるだろうか……? いないのではないか……?」と、少々自暴自棄《じぼうじき》気味になっている「あなた」。そんな「あなた」が、パニック状態に陥った時に、落ち着きへの自己コントロールができなかったり、予期不安に駆られて仕方がなかったりするとなれば、医師だって薬を処方して当然です。その時は、ありがたく、その「クスリ」の世話になっていいのです。

しかし、最終的には、自分自身による心の働き(心理療法(精神療法))が必要不可欠です。この点については、医師や心理カウンセラーのアドバイスに耳を傾けるしかありません(もちろん本書は、私の「体験の論理」を活かして、あなた自身の今なりの力でも役に立つことを願って執筆しています)。

さて、「重病人」ではない「あなた」の場合であれば、「その症状の克服のために、一人で外出したり閉所に立ち入ったりしてはいけません!」などということは絶対にありません。ましてや、自分の身体に(器質的な)異常があるという自覚などさらさらないのであれば、不安という気分は気分として、一人での外出は、必要があれば閉所に限らず、あらゆる場面で実践して一向に差し支えありません。そのように「自信」を持って、心を流していってください。

予期不安であっても、それに慣れれば、それなりの「慣れ」が根づくものです。積極性の中で不安や怯えを感じても、それに翻弄《ほんろう》されず、どうにかして閉所に関わっていく実践の積み重ねこそは、ここで言う「開く心」によるものなのです。「開いた心」の状態だからこそ、克服に必要な心的エネルギーの発露《はつろ》に拍車がかかるのです。

●もしもあなたが、卒倒恐怖、不潔恐怖、その他の妄想様強迫観念《もうそうようきょうはくかんねん》による恐怖……などのどれかに苦悩していて、そのために閉所恐怖に直面し、「なんとかして克服しなければ……」と願っているとしたら、どんな考え方や実践法が有効なのでしょうか？

予期不安の対象である「閉所」が、電車やバスなどの「動く閉所」か、地下室や倉庫などの「動かぬ閉所」かで、予期不安が数日前から始まるか、当日、いや、関わらねばならぬ直前に始まるかが違ってくるはずです。場合によってですが、偶発的にその「閉所」に関わることになれば、その途端《とたん》に条件反射的な怯えに陥ることもあるでしょう。

さらに、通勤電車という名の「閉所」でも、各駅停車か、数駅間隔で停車する快速や急行かで不安や恐怖のあり方は変わってきます。また、同じバスでも、観光バスや高速バスなどで高速道路を走るとなると、とっさの「停車願い」など通用しないので、乗ったが最後(?)、降りられないという不安や恐怖に見舞われます。もちろん、「閉所」なので、勝手に車外へ出られるわけがありません。症状者にしてみれば、まさに絶体絶命の心境と言えるでしょう。

ここでマイナス思考を働かせてしまうと、程度の差こそあれ、パニック状態に陥ってしまいます。「もし恐怖のあまり失神したらどうしよう……」「恐怖のあまり、正体をなくして救急車でも呼ばれたりしたら、誰が横になったかもしれない、どこの地べたに置かれたかもしれない汚《きたな》い担架《たんか》に乗せられてしまう……。そうなったら、洋服を着替え、シャワーを浴びたぐらいでは済まない……」「この乗り物(閉所)は、どんな事故を起こすか知れやしない。重傷を負ったらどうしよう……? そんなことになったら人生おしまいだ……」。

ですから、このようなマイナス思考を自ら進んで始めるのではなく、せめて「なんともないさ! 皆も乗っているではないか! ドアがちゃんと閉まっているから安全だ! ただ乗っているだけでいいのだ! そのうちに着いてしまうさ! 子供たちや老人たちも平気で利用しているじゃないか!」というような、プラスの思考をとりあえず駆使するしかないのです。そのうえで、静かにじっと座っていてもいいし、隣の人と会話を始めてもいいのです。

これがエレベーターならば、気になったままでほんの少しの間、乗っていればいいわけです。また、仕事で地下室や倉庫の中で働いているのであれば、「プラスの思考、マイナスの思考云々《うんぬん》……」などと考えて、「気分のご機嫌伺《きげんうかが》い」などせずに、懸命に働くことに徹《てっ》すれば、その精神的態度が、閉所恐怖どころか、他の重度の強迫観念による症状をも癒《いや》していってくれます。なぜかと言えば、「とらわれ」の症状にとらわれずに、上手《じょうず》に治していってくれる心的エネルギーが発揮されるからです。このエネルギーこそは、かけがえのない「流れる心」のおかげなのです。

【2】――「閉じる心」

◇消極性とは

はじめに断っておきますが、ここでの克服法は、各種神経症にかかっていれば、あらゆる場面において消極性が顔を出すのはやむをえないことを承知(共感)のうえで書かれています。

とはいえ、ここで取り上げられている閉所恐怖を克服するには、かたくなに心を閉ざしつづけたがゆえに、身(心)につけてしまった消極性の習慣をなんとか改善する必要があります。つまり、「流れる心」の状態で「閉所」に関わるべきだということです。

「閉じる心」は、拒否や拒絶、反抗、攻撃、抑圧などの思わぬ精神状態をもたらし、心の動きを停滞《ていたい》させます。そのため、思考も行動も消極的になってしまい、不安や恐怖の感情に支配されつづけやすいのです。

水の流れが悪くなれば水が濁《にご》るのは、ちょっと考えればわかることです。閉所恐怖症を克服するのも同じで、濁りの少ない、流れの良い心の状態の方が、だんぜん有効なのです。

ところで、一口に「閉所」と言っても、飛行機という閉所、満員電車という閉所、その他の閉所……と、いろいろあります。たとえば、「飛行機には乗りたくない（乗れない）」と言う人は、通勤や外出のために毎日のように「電車、タクシー、バスに乗るのが怖い……」と言う人々よりは、社会生活不適応感は少ないものです。つまり、「症状的な気分の頻度や度合」にもかなりの差があるということです。

もちろん、満員電車が平気になれば、それは症状が良くなっていることを意味します。そうすれば、別の苦手な閉所に対しても、症状は自然に良くなっていくのです。

それではここで、役に立たない、前進のない、克服力にはならないだろうと思われる「消極性」の見本を挙げてみます。あなたにこのような精神的態度があるなら、今日から返上しようとしてください。

○「混雑した電車には乗れない！」と決めてかかっている
○「自分は病人だから、人とは違う」と思い込んでいる
○「電車の事故が必ず起きる！」と、マイナスの自己暗示で勝手に怯えている
○家族が旅行の話題で盛り上がっているのを迷惑に思う
○「なんで電車はいつも満員なのだ！　人が多すぎる！」と、文句をつける

○「電車に乗らずにすむ、夢心地でいられる場所（国）はないものか……」と、妄想的な気分にひたる

（右記の事項やそれに近いマイナス思考での感情を手放せば、自ずと心は開かれ、その心的エネルギーは積極性へと変わっていくでしょう）

【3】――閉所を目の敵《かたき》にするな

◇気（苦）になっても入って（乗って）みる

健常者が電車に乗ろうとしたところ、かなり満員なので、「ひと電車あとにするか」と言ったところで、症状的だとは言えません。しかし、そうした健常者といえども、本人の自覚がなく、あまり意識していないとしても、倉庫の奥や大金庫室、非常時の際の地下室……などに立ち入った際に、なんとなく「恐怖」を感じたりする場合があります。つまり、意識では気づいていないが、心の奥底からの伝達による不安喚起もあるということです。

しかし、「なんとなくそのような感じがした」という程度で、それ以上の恐怖に頻繁《ひんぱん》にとらわれることがなければ、少なくとも今は健常者であり、憂《うれ》う必要はありません。そして、その

まま生涯を健常者として通していければ、何の心配も、「病人云々《うんぬん》」という考え方も不要なのです。なぜなら、これは神経症と似ているところもありますが、あくまでも単に神経質なだけだからです。

それではこれより、電車や倉庫、地下室といった閉所を目の敵《かたき》にすることなく、それらに乗ろう(入ろう)とするにはどうすればいいかについて、「健常者感覚」での克服法と、「神経症」を克服中の場合に分けて述べてみたいと思います。

●ここではまず、健常者的な閉所へのこだわりに今後どのように対処していけばいいのかについて、実践的に述べていきます。

まず、エレベーターを例に挙げてみましょう。

健常者である「あなた」の得意先のオフィスが、ちょっとした高層階にある。とすれば、その階までならエレベーター(閉所)に頻繁《ひんぱん》に乗っていることでしょう。

しかし、閉所を気にしていないようだが、気(苦)になってくる……。ましてや、超高層階にオフィスなどがあれば、四十階、五十階はある……。その階まで行くには、「閉所」にある程度いつづけなくてはならない……。もっとも、そういう場合は、かわいいエレベーターのお嬢さんが案内してくれることがあります。無人でない分だけ、なんとなく気が楽でありましょう。

しかし、対処法としては、案内嬢がいるかいないか、自分一人でボタンを操作しなくてはならないかどうか……といったことによって目安(安心)を得ようとしない方がいいのです。

この場合はまず、エレベーターが着いたら、他に同乗者がいなくても、入り(乗り)慣れることです。慣れてしまえば、それは一つの精神力の強化となるし、自律心もつきます。

ただし、たとえば自宅のマンションのエレベーターで過去に何かの犯罪があって、深夜の帰宅時には特に、それなりに用心するという場合、これは当然のことであります。ですから、この場合は、「そのような逃避の心では、いつになっても閉所恐怖の克服などできやしない!」とは言いません。むしろ、用心が必要な時にそれができなければ、それこそ無用心であり、神経を疑われてしまうでしょう。

要は、「恐れること(用心すること)が必要な時には恐れ(用心し)、不必要ならば目の敵《かたき》にしてとらわれるな」ということです。つまり、気(苦)にはなっても、入るべき時(乗るべき時)は入る(乗る)しかないのです。

地下倉庫で作業しなければならない場合も同じです。「今、大地震が起きたらどうしよう！　もし地震になったら出入口が塞《ふさ》がってしまう！　命が危ない！」などという度が過ぎる用心は、あなたの執着性次第では「とらわれ」の始まりになる恐れがあります。

「大地震がいつ来るかわからないから、家の中に閉じこもりっきりがいい」などと本気で思う人は、まずいないでしょう。確かに、地震予知の研究はかなり進んでいると言っても、いつ来る（起こる）という正確な警報は出せないものです。しかし、最善なる人類の今現在の英知を認めながら日々の生活を送らねばならないのが人生なのです。

人それぞれが自分なりの心構えを抱《いだ》き、いざという場合には、その知恵（能力）を充分に発揮するしか他に方法はありません。地震国の民族が、地震を逃《のが》れて地球上を大移動するなど、絶対に不可能なのですから。

閉所での仕事は、さっさと（その関わりを）終えて、次の用向きにどんどん心を流していくしかありません。人生において避けることのできない閉所への関わりは、何気なく済ませてしまうしかないと、前向きに諦《あきら》めるのが一番だ！　と言っておきましょう（この考え方は、次に述べる「神経症」で苦悩中の人の閉所への関わり方にも必要なものです）。
●「閉所」という言葉を聞いたり、それを目の前にしたりすると、ついなんとなく目の敵《かたき》にしたり、逃げの心理になったりしてしまう「あなた」。そうした状態であれば、閉所を「嫌《いや》なもの」「苦悩の素《もと》」と感じてしまう習慣性が身(心)についているはずです。

しかし、心の「船長」である「あなた」としては、いつも、その健全な意識の力を発揮し、健全な「航海」(人生、社会生活)をするために、「船」(心)を導いていかねばなりません。つまり、症状という「大波」をまともに受け、不安や恐怖を味わっても、舵《かじ》を手放してはならないのです。

ここで言う「健全な意識の力」とは、「克服しよう！　症状を目の敵《かたき》にするのではなく、苦悩しながらも入り(乗り)慣れようとする意志を抱《いだ》こう！」という、「流れる心」に基づく強い前向きの気持ちです。なにも私は、「がむしゃらに大波に逆《さか》らえ！」と言っているのではありません。その大波に乗って無理なく航海を進める……のが、「船長」の手腕《しゅわん》だと述べているのです。

もう一度申し上げますが、ヤケっぱちになったり、意地になったり、向こう見ずになったり、「動物的な勘《かん》」だけで対処しようとしたり、どんなに恐怖したりしても、その閉所に入らなければ(乗り込まなくては)永久に閉所恐怖も神経症も治らない！　などと言っているのでは決してありません。

本来は、閉所恐怖（症状的）などは、「治さずに治る……」という克服でいいのです。つまり、どのような神経症（閉所恐怖症以外の）であっても、症状がありながら閉所に関わるぐらい積極的であってほしいのです。閉所（電車も含む）に関わらなければならない必然性をこなしているその現状こそは、「克服ルート」に乗っていることを象徴しているし、そのおかげによる「心の流れの良さ」こそが、「とらわれ」の塊《かたまり》を小さくしているのです。

それが強迫観念を克服するということなのです。言い方を変えれば、閉所にも関わり慣れれば、その能力こそは、実際の薬では効果が及ばないところにまで効果が及ぶ、大いなる心的エネルギーという名の「クスリ」なのです。

閉所に限らず、「健常者ができること」を、真似《まね》てでもいいから実践していけば、神経症の症状は必ず良くなっていくのです。なお、この場合、あなたなりの克服段階を経《へ》ていくので、どの強迫観念（内容）から先に良くなっていくかは人それぞれです（複数の症状に苦悩している場合）。

焦《あせ》らずに静かな積極性を見せる「あなた」であれば、なんとなくながら、「流れる心」に基づく「治り方」の感覚を身（心）につけたのだろう……と、私は思います。

【4】——自由な心

◇夢見る心

発達（成長）過程において抑圧や精神的葛藤がほとんどなく、現在もそれが無いに等しいとなれば、その健全ぶりはあなたが自由な心の能力者であることを象徴しているのであり、心地よい夢を見られるでありましょう。

ここで言う「夢」とは、睡眠中に見る夢とまったく違うとは断言できませんが、覚醒《かくせい》時において「理想を抱《いだ》く、希望を抱く、前向きな思いを描く……」という心理状態のことです。少なくとも、フロイトにおける夢判断（分析）のように夢を扱うのではありません。

閉所恐怖を克服するのに、苦手なところに出たり入ったりする「繰り返しの行《ぎょう》」が効果的なこともあるかもしれません。しかし、時にはそのような行動をとるのは仕方がない（必要である）かもしれませんが、閉所恐怖などは、日々の建設的、創造的、希望的な「夢見る心」を実践すれば、自然に克服できる……というのが、私の結論です。

閉所恐怖で苦悩している場合、不安神経症（予期不安、死の恐怖への怯え）の人と、さまざまな「とらわれ」で苦悩している強迫神経症の人とでは、症状そのものは違っていても、症状の特徴に境《さかい》があるわけではありません。ましてや、不安神経症から強迫神経症になった「移行者」においては、境があいまいです。

不安神経症の人が、将来、必ず強迫神経症になるということはありません。ただ、後者は、身動き一つにおいても妄想的な観念のとらわれに陥ってしまうという点で、前者よりも重度であり、社会生活不適応状態にあります。

しかし、たとえどちらの症状が強くても、克服力を秘めた「夢見る心」の出番が待たれることに変わりはありません。

●もしもあなたが不安喚起やとらわれの症状で、かなりの強迫行為(儀式)を余儀《よぎ》なくされていても、「夢見る心」の実践は果たせます。絶対的に上手《じょうず》にはいかなくても、慣れていけばいいのです。

いうまでもなく、悪夢のイメージ(破壊的、非生産的、攻撃的など)を持つことを勧《すす》められるわけがありません。もしもそんな習慣性に徹してしまったら、弛緩《しかん》(ゆるむこと)を忘れた「緊張人間」に追いやられてしまいます。

ストレス状態ではなく、ゆとりの精神状態でいてこそ、その分だけ多く健全な「流れる心」を発揮できるのです。その心的エネルギーこそは、こだわりすぎやとらわれすぎで疲れ、歪《ゆが》んだ、病んだ心を癒《いや》してくれます。

自由な「夢見る心」は、閉所恐怖の克服のみならず、能力開発(自己啓発)や、あらゆる心の病《やまい》の克服に絶対に必要です。それでは、あなたは、どのような「夢見る心」が実践できるのでしょうか?

あらゆる場面で症状的な対応をせずにはいられない「あなた」……。妄想様観念による「やりくり」に加え、他人の視線が気になるという「強迫観念」による不自然な行動(仕草)を伴っての「閉所」への関わり……。

人目のない閉所ならいざ知らず、電車やバス、エレベーターとなると、人目を避けることなどできません。すると当然、人目があるから強迫行為(儀式=オマジナイ)は抑えよう(我慢しよう)とします。しかし、抑えきれずに、上手《じょうず》(?)にやる……。ところが、その不自然な行為になんとなく気づく人もいる……。それでも懲《こ》りずに、ことあるごとに、その良からぬ実践に入っていってしまう……。残念ながら、これは「強迫行為慣れ」と呼べるものです。

こんな時こそ、かなりの意志力の発揮が問われますが、これを「夢見る心」で乗り切れないものか……。わかりやすく言えば、イメージすれば心が軽くなりそうな、あなたにとっての「希望的な観念」を登場させては（抱《いだ》いては）どうかということです。たとえば、次のような「一人語り」のプロセスで、「夢見る心」にはなれないでしょうか？

「電車が混んでいれば、無理して乗ることもないが、そうはいかない時もある。その時は、身動きを拘束《こうそく》される……という被害者的な気分に入る代わりに、乗客たちの顔を見てみよう……」

「乗客の誰一人として、悲観的な顔などしていない。落ち着いた元気な顔をしている。友人同士でおしゃべりに花を咲かせている。すべての乗客が、今日の目的に向かって心を流している。予期不安や恐れの気配などまったくない」

「私もそうなのだ。皆と同じように自分なりの用事があって出かけてきたのだ。私は一体、何が心配なのだろう……？　何も心配なことなどないじゃないか。単に、マイナス気分に自分から入ろうとしているだけじゃないか。バカバカしい……」

「電車は便利なものだ。往《い》きも帰りも早く着く……。生活（仕事）上欠かせない……。感謝の気持ちで乗らなくちゃ……。行き先では用事や人が私を待っている。気が合う友人や恋人が待ってくれている。世間（社会）は私の出番を待っている、縁結びの場所なのだ。電車は私の味方なのだ。必要に応じてドアは開閉されるのだ。安全のためにそうなっているのだ」
「電車は乗ってしまえばこっちのもの……。慣れを取り戻せばいいのだ……。そうすれば、私は社会生活適応者なのだ……」
「どの駅で降りようと、乗り換えようと、私の自由だ……。私は閉所に歓迎されているのだ。運転手さん、車掌《しゃしょう》さん、毎日毎日ご苦労さん……。私は、安心して、今日の目的のために電車に乗らせて（入らせて）いただきます……」

もしこのような「一人語り」が効《き》かなくても、時々でいいですから、満員電車という名の閉所に「遊び乗り」してごらんなさい。目的（行き先）がない場合には緊張感がなく、面白《おもしろ》くも何ともない……張り合いがないかもしれません。しかし、それでも克服効果はあるものです。

なお、それでも思うようにいかない場合は、「忍」の一字で辛抱《しんぼう》せよ！　我慢して乗るべし！「あとは方法がない……」と自分に言い聞かせるべし。とはいえ、決して恐れるに足る実践ではないことをお忘れなく。

◇楽観的な心

閉所が怖いからといって、いつも心を閉じていては、自由な心を味わえないでしょう。あなたは、素直で楽観的な心になれないからこそ悩んでいるのでしょうが、自由な心が閉所恐怖の克服に効《き》くとすれば、その心になるためには自由への発想が必要になります。ただし、「自由」と言っても、「マイナス思考をするのも自由」という意味ではありません。

どのような閉所への関わりでも、「恐怖を感じる」のが潜在意識からの揺《ゆ》さぶりであっては、「現実的な危険が目前にあるわけではない……」という顕在《けんざい》意識による思考をがんばって駆使してみても、簡単には安心感が得られません。とはいえ、楽観的な観念での日々の生活の積み重ねがあってこそ、いつかは、やたらに「閉所」を怖がるような潜在意識からの揺さぶりなど来ないことが期待できるのです。

そのため、その楽観的な心が、今、今日、明日の生活の中で切り抜けていかなければならない「病的な閉所恐怖」に対して、たとえ今は一時的な対症療法的効果しか発揮しなくても、試《こころ》みる価値は充分にあるのです。

そうです！　効き目が薄くても、肯定的・楽観的な観念に心を託《たく》し、その心的エネルギーを上手《じょうず》に発揮・継続させ、利用し、その閉所に利用価値を見出してしまえばいいのです。そうすれば、その効力が途中で薄れそうになっても、楽観的な観念に「出たり入ったり」してもらえば、一時的な効果の感しかなくても、心も静まりを覚えてくるものです。その効果が積み重なれば、「行動療法的な効果」が発揮され、それが克服への出発点となり、原点となるは必至なのです。

つまり、はじめはメッキをかけたような頼りない感じしかしなくても、前向きな実践の繰り返しを行なえば、やがてメッキが変じて純金となり、ついにはダイヤモンドに変わっていくものなのです。

●もしもあなたが、どのような「閉所」にも恐怖するならば、「心の流れ」が本来のものではなく、ただひたすらに「とらわれる」生活を送っているのでしょうか?

確かに、「閉所」の種類によっては、危険を予知して当然の場合もあります。その場合、危険を予知するのはあなただけでなく、健常者も同じであり、安全策を講《こう》じたり避難したりします。しかし、症状に翻弄《ほんろう》されているあなたは閉所に異様に恐怖しますが、そこには合理的で説得力のある「理由」はまったくありません。それなのに、災難や被害に遭《あ》ったり、犯罪に巻き込まれたりするのを恐れ、半《なか》ば自作自演的に「悲劇の主人公」のように振る舞ったりするのです。

さて、ここで「楽観的な心になりなさい!」と言っても、症状者の精神状態はかなり流動的なので、この思考が一番いいという進言をするのは難《むずか》しいものです。しかし、次に挙げるような「楽観思考」によって少しは感情が和《やわ》らぎ、完全とまではいかなくても、どうしても関わらねばならないその「閉所」への怖さを辛抱《しんぼう》できれば、それで上々です。そうした思考を積み重ねていけば、そのうちには「それなりの気分」での関わり方が身(心)につき、その能力の獲得が自信になっていくからです。

たとえば、次のような「楽観思考」はいかがでしょうか?

「『閉所』は必要だから存在するのだ。地球上、どこへ行っても、閉所がない場所はないのだ。いくら逃げたって、逃げたところにも閉所はあるのだ。だから、閉所に対してマイナスの追求思考(悪い方に考える)ばかりしていたら、心は乱れるばかりで、穏《おだ》やかになるなんてことは絶対にないのだ」

何ですって? 「別に意識してマイナス思考をしているわけじゃない……」ですって? そうですか。それならそれは、条件反射的に怯えてしまってのことでしょう。潜在意識からの「ささやき」によって「恐怖の感情」を自覚したということです。ならば、いつも閉所に恐怖するのを当然至極《しごく》のように思う代わりに、「流れる心」によって心の奥底にある感情の根源を修正してみようとしてください。「あなた」におかれては、次のような意識(船長)の舵《かじ》取りによる今後であってほしいのです。

そうです！　今ここでは即席でいいから、プラス思考を組み立て、一時しのぎの感がしようとも、克服への信念を持って楽観的な言葉を唱《とな》えるのです。実際に口にするのではなく、ドライな軽快な感じでその思いに浸《ひた》るのです。

「私は、なんとなくくだらない心配に陥っているだけだ。恐れるものは何もないのだ。周《まわ》りの人を見よ。閉所でも普通にしているではないか。だから、自分も普通にしていればいいのだ。閉所は開いたり閉じたりする場所だ。子供だって平気でいるのに、大の大人がみっともない！」

どうぞ、自分に勇気を与えてください。

2　逃げ腰の心は恐れを招く

「何ごとにつけ、苦手なこと、不安なことからは、なるべく逃げたい……」と思うのは、人情かもしれません。考え方次第では、正常な感覚ではあります。しかし、それも時と場合によるのであり、まったく論理性に欠けた感覚では説得力がなく、社会生活にも支障をきたします。

たとえば、健常者といえども、犯罪に巻き込まれ、脅迫的《きょうはく》に閉所に閉じ込められれば、恐怖心を抱いて当然であります。しかし、健全な社会生活を送るうえで閉所に関わる場合は、いちいち怯えたりはしないし、予期不安にも駆られたりはしないのです。

症状者が抱《いだ》く閉所への不安や恐怖の原因は、やはり急病になることとか、「閉所」に対するその人なりの強いマイナスのとらわれでありましょう。そこでここでは、閉所に関わる強迫観念の克服について主に述べますが、不安神経症（パニック障害）を克服中の人をも対象に、その「逃げ腰」の心理を「積極性」の心理に変じるポイントについて紹介したいと思います。

【1】――エレベーター

◇マイナスの自己暗示

神経症に苦悩している人は、どんな症状で苦悩しているのであれ、その素質からして繊細《せんさい》な神経の持ち主であり、その「こだわり」「とらわれ」能力をもって被暗示性を亢進《こうしん》させてしまっています。そのため、ますます症状が悪化してしまうのです。まったくもってくだらない、損なことであります。

ここで取り上げるエレベーターという閉所にも、症状者は、そうした心的態度をもって関わっています。だから、「治りたい！」という意思とは裏腹に、いつになっても克服への埒《らち》があかないのです。このことを忘れることなく、「流れる心」の力を活《い》かしてほしいと思います。

●外出恐怖、乗車恐怖が主症状ではないが、「パニック障害」（あるいは「強迫性障害」）の治療のために、神経科（精神科、心療内科）への通院を長くしていて、入院の経験もある「あなた」。しかし最近は、おかげさまで、なんとか外出ができるようになってきた……。もっとも、とても辛《つら》いのではあるが……。

もちろんこれも、精一杯の気力を出してのがんばりであり、決して間違った対処ではありません。しかし、がんばることは悪くありませんが、その決意に力が入りすぎていると、「過ぎたるは及ばざるが如《ごと》し」となる場合もあります。いかがでしょうか？

実は、症状の克服においては、心を流すに越したことはありませんが、息切れや「へばり」がこない、「普通の少々前向きな心」でいるくらいの方が、特に「とらわれ」には効《き》くのです。そして、そうした心を維持する力こそが、克服へのかけがえのない、あなたにとっての味方となるのです。こうした考え方ができるかどうかが、克服を左右するポイントになると言っても過言ではないでしょう。

さて、それでは、エレベーターという「動く閉所」には、どのように関わればよいのでしょうか？

まずは、「あなた」よ、意を強くしなさい！　エレベーターに乗る必要がある場合には、理屈をつけず（マイナスの観念を無視して）、ただ乗って（入って）しまいなさい！

この時、なんとなく「マイナス気分」が漂《ただよ》うかもしれませんが、その気分には巻き込まれず、ただエレベーターに乗っているだけ、「箱」（エレベーター）が動いている知覚のままでいればいい……のです。

エレベーターは、あなたの観念に関係なく、自ら上下してくれています。あなたは、降りたい階のボタンを押すだけ……。小学生でもできることをするだけ……。なにも慌《あわ》ててプラスの自己暗示をしなくても、いっこうにかまわないのです。

そのエレベーターが三階までしか上らないものであろうが、二十階、五十階まで上るものであろうと、逃げる心理は無用です。ひたすら、そのエレベーターに乗る（入る）……降りて用向きに心を向ける……終ったら降りる……。急ごうと急ぐまいと、それはあなたの心次第です。

要は、乗ってしまえば、こっち（あなた）のものなのです。その姿には、社会生活不適応の気配などまったくありません。そうです！　乗り（入り）慣れてしまえばいいのです。

こうした状態にまでなれば、あとはただ、ちょっとした持続的な気力があれば、それでいいのです。必要以上に「逃げ腰」にさえならなければ、「恐れ」の感情など稀薄《きはく》になってしまいます。そうすれば、エレベーターは、「便利な乗り物（閉所）」として生活（仕事）の中であなたの役に立ってくれる「文明の利器」になるのです。

【2】――バス・タクシー

◇乗るも乗らぬも、それはあなたの自由なり

バスやタクシーは、倉庫やエレベーターと同じように、確かに閉所には違いありません。しかし、バスやタクシーの場合は、「閉所」なるがゆえに恐怖するというよりも、その乗車環境や状況に大きく左右される「恐怖」なのです。つまり、単に街でバスやタクシーを見ただけで「恐怖」するのではなく、その「動く（移動する）閉所」における心理状態が問題になるのです。

たとえば、神経症者ではないが、身体の調子が悪くて、バスやタクシーの遠乗りで車酔いし

ただけで心細くなり、不安に陥り、自律神経のバランスが乱れて、めまいや吐き気、息苦しさの感覚に襲われる人がいます。この人に、さらに神経質な面があれば、この時たいていマイナス思考に入ってしまいます。

このように、不快感や不安感に襲われることは、健常者（神経症者ではない）にも時々ありますが、一過性のものです。しかし、神経症者のように、バスやタクシーで遠乗りする予定のかなり前から予期不安や恐怖を先取りすることはまずありません。ですから、こういう場合における健常者へのメッセージは、「単に身体の調子が悪かっただけだから仕方がないよ。誰にでもあることだよ」と言えば済みます。

そうです！　健常者と症状者の違いは、とらわれてしまうか、とらわれないかの「素質」にあります。つまり、生来の執着性（成長過程の影響も含めて）がかなり問題になるわけです。

●もしもあなたが、どうしてもバスやタクシーに乗らなければならないとしたら、それはもう乗るしかありません。

その場合は、精神的な余裕を持つために、「乗るも乗らぬも、それは自分の自由だ！　こんな症状は、『乗る実践』『乗らない実践』などに関係なく、いずれは治ってしまうものなのだ……。要は、とらわれるか、とらわれないか……の差なのだ！」と、強く心に決めてしまえばいいのです。そして、「気にはなるけど……不安ではあるけれど、乗る実践によって、今の必要（ニーズ）に応《こた》えてみるか……」と、前向きな思考、あるいはその時の不安な気分そのままで堂々と、バスでもタクシーでも乗ってしまうのです。それなりに乗れたことの積み重ねによる慣れは、確実に得られるはずです。

誰にでもある「車酔い」の気分にマイナス気分を加えるようなことはせず、ただそのままで堂々と乗車していれば、その悪い気分を一過性のものとして処理してしまう心的態度が身（心）につきます。要は、車酔いなどは健常者も症状者も「なる時にはなる！」と、当然の論理を働かせることです。

【3】――急行電車（快速電車）

◇宇宙の果てに運ばれるわけでなし

急行電車における「閉所恐怖」が、単に走行の際の「スピード感」によるものであるとすれば、条件は違いますが、友人の車に同乗させてもらった時にも恐怖するはずです。しかし、たとえ閉所恐怖であっても、友人には、降りたい時にはいつでも降ろしてもらえる目安（安心）があります。つまり、自分の意志が即座に通用するので、心配（用心）する必要があまりないのです。しかし、急行（快速）電車や満員電車となると、「降りたい……」という意志が叶《かな》えられず、降り損《そこ》なう恐れもあります。混雑しているにせよ、すいているにせよ、「急行」（快速）や「特急」であると、「降りたい時に降りられる……」という保証は、急病などのよほどの理由がないかぎりありません。また、急行（快速）電車や満員電車には、「混雑」という物理的圧迫感に加え、心理的な圧迫感……も当然のようにあるので、マイナス思考が働き、恐怖に陥ってしまうわけです。そしてさらには、その気分に拍車がかかり、パニック状態にさえなってしまいます。

なお、ここでの克服法は、観光バスや帰省バスなどにおいても応用できます。

●今、外出もやっとのこと……というほどのうつ状態ではないが、予期不安や妄想様観念、さらには、うっかりすると一挙手一投足において強迫行為（儀式＝オマジナイ）をしてしまう「あなた」であれば、当然、少々の意志力の発揮を求めねばなりません。つまり、ここでは、「急行電車という『動く閉所』に対してどんなに怖さを感じても、必死になってがんばるぞ！」というように、はじめから「怖い閉所」と決めてかかる気分ではなく、「これに乗っていくしか方法（仕方）がないのだ！　誰もが利用している『乗り物』だ！」という思考が求められるのです。そして、次のように心に決め、前向きに諦《あきら》めてしまいましょう。

「今、自分は、急行電車を苦手（不安）にしてしまう習慣にはまっているだけだ！　なにも宇宙の果てに運ばれる（出かける）わけでなし！　私は一体、何を恐れているんだろう！　ただ電車に乗って、雑誌を読んだり、居眠りをしたりしているうちに目的地に着いてしまうのだ。行き先には知人や親友が待ってくれているのだ！　そうだ！　そうだ！　世界の有能な心理学者が千人集まっても、克服に役立つそれ以上のメッセージなど絶対にないのだ！　そうだ！　それしかない……」

同伴者との乗車であれば、相手が話す内容に耳（心）を傾け、健常者然《ぜん》とした態度を装《よそお》いながら相づちを打ち、自分からも話題を提供し、それによって、少々意識的でもいいから「流れる心」の状態になるように心がけてみましょう。この場合、当然、ぎこちない「流れる心」の状態にありますから、真に話題や同伴者の言葉の流れにスムーズに乗れないでしょうが、克服を願う心さえあれば、嫌《いや》な雑念などに左右されつつも、ごく自然になじんでいくはずです。つまり、意識的に心の安定を願っての「流れる心」の状態でも、心に前向きな勢いが加われば、必然的に上手《じょうず》にその話題に溶け込んでいけるわけです。そして、ついには、「不安定感覚中の安定」にさえ辿《たど》り着けるのです。

単にあるがままの心境にとどまるのではなく、時として不安定な心に力強い援助を与えて、それで事がうまくいけば、その方法は決して間違っているとは言えず、最善の克服法だと言えるのです。たとえ「宇宙の果てに運ばれるわけでなし！」という自己暗示であっても……。

あなたよ！　このような対応法もあると認識し、どうぞ克服への知恵を働かせてください。

【4】――飛行機

◇心が沈んでいるから怖いのだ

飛行機の場合、高所恐怖と閉所恐怖にわけるとすれば、高所恐怖の方を強調した方がいいのかもしれません。なぜかと言えば、雲の上を飛行中に、閉所が怖いからといって、ドアが少し開いていることを、症状者といえども、決して望まないからです。風圧による破壊力を想像しただけでも、ゾーッとするでしょう。地上の大金庫や冷凍室の扉が少し開いていた方が身の安全を感じる……というのとは、状況がまるで違うのです。

しかし、飛行機が事故を起こし、不時着のやむなきにいたり、炎上は必至！　となった場合は、いち早く脱出しなければなりません。その時、もしドアが開かなかったら！　窓ガラスを破れなかったら！　まさに死の恐怖そのものを味わいます。つまり、症状者は、いついかなる場合でも、自分の症状のために完璧《かんぺき》な身(心)の安全を追求して、とどまることがないわけです。

自動車事故に比べたら、飛行機事故の発生の確率は無きに等しい……などという思いに到底《とうてい》なれないのが、被害妄想が亢進《こうしん》した症状者なのです。

しかし、このような閉所と高所の両方に関わる不安・恐怖に苦悩していても、心の病《やまい》が回復し、仕事に身(心)が入るようになり、建設的・生産的な日々が営《いとな》めるようになれば、「文明の利器」に感謝こそすれ、迷惑だとは思わないようになるものです。そのためには、たとえば次のような思考の駆使が役立つでしょう。

○飛行機は、「閉所」だからこそ安全なのだ！　一人の人間が何百年乗りつづけても、事故に遭遇《そうぐう》する確率は、限りなく無きに等しい。

○政治家を見よ！　芸能人を見よ！　スチュワーデスを見よ！　毎日毎日、元気に飛行機に乗っている。人生を謳歌《おうか》さえしている。

○苦手なものでも、慣れてしまえば平気になる。

○健全な精神の持ち主は、事故などを病的に想定して飛行機に乗ることはない。だから、機上の人になっても怯えることはない。

○心を鍛《きた》えよ！　神経症をもう少し克服せよ！　そうすれば、それに応じた精神力によって乗っていられるものだ。

○飛行機に一度も乗らなくても、健全に暮らしている人を見習うべし。それも各人なりの生き方なのだ。しかし、そうした人たちは、社会生活不適応者とは呼ばれていない。とらわれて苦悩に陥ってなどいないからだ。

○なんとか勇気を出して飛行機に乗ってみるのもいいものだ！

第4章 高所恐怖

1 高所は怖くてかまわない

人は誰でも、安全か危険かの知覚能力を、その成長過程における体験で身(心)につけています。だから鳶《とび》職人は、充分に注意を要する「高所」に対する安全策を怠《おこた》らないのです。それは決して「度胸《どきょう》がない」からではありません。健常者だから、そうするのです。

「高所」に関わる仕事はいろいろあります。屋上や展望台、橋の上での作業、ロープウェイの車掌、ハシゴでの消火にあたる消防士、ビルの窓拭《ふ》き、高層ビルの建築工事、ダム工事……など、挙げれば際限がありません。そして、これらの作業に従事している人々は、高所に対する「怖さ」を正常に知覚する能力者だからこそ、充分な「安全」を図ることができるのです。

つまり、高所の程度に応じた心理的・物理的な対応が自然にできるのならば、何も言うことはないし、心配することは何もありません。しかし、高所に対する状況の把握《はあく》がなかったり、「怖さ」を無視することが勇気ある行動だと思い込んでいたりする人がいるとすれば、それは無謀《むぼう》以外の何ものでもなく、その人は単なる愚《おろ》か者か病人ではないでしょうか。

ところが、「高所」への認識はあるが、今現在その危険に身を晒《さら》しているわけでもないのに恐怖で足が竦《すく》んでしまっては、あまりに頼りなさすぎるはずです。もちろん、高いビルの上(窓際)から下(地上)を見下ろした時、人や車が蟻《あり》のように見え、その瞬間、「もしここから落ちたら!」というマイナスイメージを持てば、誰でも嫌《いや》な気分になります。

この場合、健常者なら、「おー、怖い! 俺は高い所が苦手なんだよ」と、堂々と(?)公言してはばからず、その感覚があとに尾を曳《ひ》きません。しかし、症状的感覚にはまっている人は、「死の恐怖」を実感するのであり、「すぐにでもここから逃げ出したい!」という思いにすっかりとらわれ、さらに、安全感覚への妥協の余地などまったく無いような衝動に駆られて、顔面蒼白《そうはく》にさえなってしまいます。

【1】――高所への慣れ方

◇前向きな心の状態が必要

ここでは、「心を疲れさせていないか」というテーマで述べますが、その意味は、予期不安や強迫観念のやりくりで心がかなり疲れている……あるいは疲れているのではないか……つまり、単に「高所」であるという大したことのない状況（臨場《りんじょう》）に対して、必要以上に心を揺《ゆ》らし、過敏に反応しているのではないかということです。

こういう場合、症状者のすべてではないが、中には、必要以上に用心深く、高所のためになんらかの禍《わざわい》を被《こうむ》ってしまうのではないか（下に落ちてしまうのではないか……など）という被害者的な思いに入り込み、時には、人を突き落としてしまうのではないかという加害意識にさえ怯えたりする苦悩者がいます。

神経症やうつ病の人の全員が全員、高所に怯えるというわけではありません。しかし今、人類の英知が築き、その恩恵に浴している高所を利用する「健常者」の仲間入りができていない、そして、その場に居合わせることができないほどの恐怖に陥り、そのことで劣等感に陥っている「あなた」は、心楽しいはずがありません。

それでは一体、どのような心的態度で臨《のぞ》んだならば、健常者的な「高所感覚」を取り戻せるのでしょうか？　それは、心をどんどん流し、高所への恐怖を「通り過ぎてしまう」ことです。つまり、次から次へと新たな「思考」を生むことなのです。

●もしもあなたが「高所」にある程度慣れることをお望みで、段階的な練習をもって克服したいのならば、次のような方法はいかがでしょうか？　つまり、実際に高所（デパートなどの大型店舗）に行き慣れるのです。買物という目的が特になくても、「練習」を目的にすればいいのです。

人は誰でも、同じことを何度もしていれば、慣れが身（心）につくものです。たとえば、暗い夜道も通り慣れれば、それほど不安ではなくなります。また、高度な内容の仕事もこなし慣れれば、苦手ではなくなってきます。あるいは、遠方にたびたび出かけていれば、目的地に対する不案内感は薄れていきますし、満員電車に乗り慣れれば、「こんなものか……」と思うだけで済んでしまいます。

このように例を挙げたら際限がありませんが、あなたに申し上げたいのは、段階を経《へ》ながらら「苦手なこと」を脱していくのも一つの方法だということです。以下、具体的に見ていきましょう（症状がある「あなた」であれば、外出や電車、エレベーターやエスカレーターに対しても、それなりの症状的な感覚で対応しているかもしれません。しかし、ここでは、「高所」が一番苦手だとして話を進めます）。

一人での外出……。デパートに着いた……。行き先は、三階である……。

この場合は、階段、エレベーター、エスカレーター……のうちのどれでもいいから、とにかく三階まで行くのです。そして、そのフロアを何気なく歩き廻ってみるのです。

次に、五階まで行ってみる……。そのフロアを少し歩いてみる……。

この時、多勢のお客は、あなたを「単なる客の一人」としか見ていません。

次に、七階まで行ってみる……。そのフロアを、買物客としての自分を演出しながら歩いてみる……。

ここで、できたら、喫茶室の場所を訊《き》いて、そこへ入ってみてください。決して「窓際の席に腰かけなさい！」とは言いませんから。この時、専門家の中には、「自己暗示によって『自分は今、一階の喫茶室にいる！』と必ず念じなさい……」と助言する人がいるかもしれませんが、無理にそう念じて、なんとなく高所の気配を感じながらも七階にいられるという、克服につながる慣れへの気分を拒否する必要はないのです。それよりも、あなたの周囲で思い思いにお茶を飲み、ケーキを食べているカップルなどの仕草に目(心)を向けてごらんなさい……。心は目(心)を向けた分だけでも、そこへ流れていくはずですから……。なんとなく気持ちがソワソワしても、そのままの状態で二、三十分……あなたなりの「くつろぎ」を実践してごらんなさい……。

次に、翌日でも数日後でもいいですから、再度、同じ場所に行ってごらんなさい。そうしたら今度は、あなたの気分次第でいいのですが、屋上(デパートなど)まで行ってごらんなさい。この時、高所からの眺望《ちょうぼう》から逃げるのではなく、地平線とおぼしき彼方《かなた》へ意識的にゆっくりと目(心)を向けるのです。視線を自分の方に引けば、高度差を感じる景色が目に入ってきます……。しかし、金網に近づき、眼下《がんか》の米粒のような人たちや車を見なさい……などとは決して言いません。そんなことにこだわる必要はないからです。

屋上では、アイスクリームを食べるもよし、ベンチに腰かけてくつろぐもよし、熱帯魚や植木(草花)を見るもよし……。階下へは、エレベーターでも階段でも、あなたなりに降りてくればいいのです。つまり、慣れてしまえばいいだけの話です。そして、何か買物でもしてごらんなさい。そして、多くの客たちと同じように、胸を張って、堂々と、「正面玄関口」

から出ていくのです。

以上の例はあくまで一つの方法なので、あなたなりにアレンジし、「高所慣れ」していってください。高所は高所なりの気を遣《つか》うこととは思いますが、必要以上に怯えることはないのです。

そして、一言申し添えておきますが、実はあなたには、健常者とまったく同じ「高所への関わり能力」があるのです。ただ、病的な感覚を前面に出しているから、悩んでいるだけなのです。

高所は怖くてもかまわないのです。つまり、高所の程度に応じて関われば（健全な対応をすれば）、それでいいのです。

●不安神経症や強迫神経症で、突然の不安喚起や、とらわれの症状による恐怖、特に妄想様強迫観念と「不自然な行為」（儀式）に苦しんでいる「あなた」……。そんな状態のあなたではあるが、最近は薬の処方を受けながらも外出できるようになってきた……。心の流れはまだまだ本格的ではないが、「不合理な不安感」にもどうにか耐え、強迫観念による恐怖にもどうにか耐えられるようになってきた……。

そんな時、「高所」へどうしても行かねばならない用事ができた……。「行くしかない！……」と思っている「あなた」。

この「どうしても行くしかない……代理人ではだめ……」という理由が、生命保険の契約や解約であろうと、そこに訪ねる人がいるから……であろうと、その「必然性」こそはあなたを「行く気」にさせるので、心に思いのほかの働きが見られるのです。ですから、こういう場合は、「そこ」が超高層ビルの最上階であっても行けるものです。

目的の超高層ビルに入った「あなた」……。目的階へのエレベーターに乗り込む……。エレベーターは、まさに高速で上っていく……。

超高層ビルのエレベーターなら、あっという間に目的階に着いてしまいます。それゆえ、このような「高所」には、事前の練習など不要だ……と私は思っています。

エレベーターが止まり、ドアが開いた……。

この時、急ぐ必要はありません。ゆっくりとした歩調で目的のオフィスを訪ねればいいのです。

オフィスでは、かわいい女性社員が笑《え》みをたたえ、テキパキと仕事をこなし、シャレたスーツを着込んだハンサムな男性社員は生き生きと誇り高く働いていた。その彼らの姿を見ると、そこには病的な雰囲気など微塵《みじん》も感じられない。

この時、彼らの視界には当然、あなたの顔や姿が入っているはずです。しかし彼らは、あなたに対して、何の不自然さも感じはしないし、不可思議な感情も持ちはしないはずです。なぜなら、彼らは「あなた」を、健全に交流できる「訪問者」としか思わないからです。そうです！　あなたは彼らからしてみれば、用事があるから来た「訪問者」でしかないのです。

何気なく視線を窓の方に向けると、はるか彼方《かなた》には青空が広がっている……。その景色は、確かに下方に広大な空間があることを意識させる……。少し窓辺に近づいてみると、眼下には大都会が広がっている……。

しかし、その眺望《ちょうぼう》は、ただそれだけのものでしかありません。視界に入ったものは、ただそれとして感じただけのものとして、次の瞬間には用向きに心も身体も運んでいく……のです。先方の言葉に耳(心)を傾け、それを受けてあなたの意思を伝え、協調の精神で事を進めていけばいいのです。

喫茶室での談笑や商談の場合には、コーヒーの味覚にそれなりの注意を向けてごらんなさい。マイナス思考がシャシャリ出そうになっても、その気分による翻弄《ほんろう》にまで発展させずに、先方の話に気持ちを向けてごらんなさい。きっと、そうした意識にふさわしい健全な感情を抱《いだ》くはずです。そうです！　これこそが「流れる心」の状態なのです。

用事が済み、地上に降り立ち、ビルから出たならば、ゆっくりと後方を振り返り、その超高層ビルを見上げてごらんなさい。「どうってことはない」という感覚と、「行けた」という満足感と、そのビルへの愛着感が得られるかもしれません。もし、そうした気分になれたならば、まさに「この今」において、健常者とまったく何の遜色《そんしょく》もない適応能力を発揮したということなのです。

高所が少々気になったにしても、「そのような感情は、ついでのオマケ、ご愛嬌《あいきょう》だ……」ぐらいに思おうとする心根こそが前向きな「流れる心」であり、ひいては、高所恐怖はもちろん、それ以外のあらゆる「症状」を克服する「コツ」を覚えることに繋《つな》がっていくのです。

さあ、今後は、「必要があれば、いつでも行ける自分」を充分に認識していてください。そうすれば、心の奥底（潜在意識）に、その「思い」はきっと受け入れられるはずです。

……………………………………

【2】――高所にとらわれすぎない

◇気にはなっても、その観念に長居《ながい》をしない

くだらない観念(思い)にいつまでも摑《つか》まっていては、いい気分のはずはありません。ただし、症状としては、「高所への恐怖」より他の「妄想様観念による恐怖」に苦悩している方がかなり気は重いし、「人生不適応感」がひしひしと迫ってくるものです。しかし、高所恐怖においては、他の症状よりも、思いのほか「死の恐怖」に襲《おそ》われます。

確かに、「もし落ちたら……不本意にも飛び下りてしまったら……」などとマイナスの追求(結末)思考を駆使して、そこに長居《ながい》をすれば、まるでそれが現実であるかのような怯えが始まり、それこそ生きた心地がしないものです。

だが、生への執着が強い「あなた」よ、怖くて結構です……。命が惜《お》しくて結構です。ただし、「高所」に関わるうえで必然的に生じる恐怖やイメージにとらわれそうになったら、「ちょっと待った！　バカバカしい！」と自分に言い聞かせ、その恐怖やイメージに長居をしてはいけません。この「抜け出す能力」は、言い換えれば、他のことへ心を流す能力なのです。

とはいえ、もしこの時、「克服にとって今、何が最善か」の状況判断ができずに、「そんな逃げの気持ちでは埒《らち》があかない……逃げないぞ！」と力んだら、その精神力の発揮によって、かえって症状の深みに嵌《は》まることがあります。つまり、「努力すれば！　がんばれば！　恐怖突破さえしてしまえば！」などと、やたらに力んだり焦《あせ》ったりしても、その実践一色だけでは、「強迫観念」は必ずしも弱くはならないのです。

とすれば、「流れる心」による「克服への呼吸（コツ）」の感覚を得るのは、ある程度「苦悩」を続けた人でなければ、身（心）につかないと言えるかもしれません。されど、その感覚を、数年、数十年の苦節を経《へ》ることなく伝えたい、教えたい、と静かに願っている私（著者）であります。

要は、高所に行く用事ができたならば、気にはなっても、健常者と同じ振舞いで対応することです。「高所が怖い……」などと、一人自分の世界での思考や感情に浸《ひた》らないことです。気にはなっても、たとえそれが高所への自然な反応であっても、心を奪《うば》われることなく、ただひたすらに健常者たちと行動をともにし、社会生活の流れの中で高所に適応していける「あなた」であることを願っています。

【3】――健常者の精神的エネルギーに従《つ》いて(あやかって)いくべし

◇逃げる心、逃げない心、仕方なしの心、積極的な心……それぞれに「関わり方」があるものだ

「逃げる心はとにかく悪い、逃げない心は絶対によい……」とは必ずしも限りません。それは、時と場合によります。高所への恐怖を予期しながらも仕方なく出かけたり、予期不安や恐怖がありながらも積極的に出かけたりした際の高所への関わりは、その時(時期)のあなたにとって最もふさわしい道を選べばいいのです。

以下に、それらの違いを、具体的に述べていくことにします。

……………………………………………………………………

●「高所」と聞いただけで逃げたくなるのに、よりによって箱根への旅行に誘われた「あなた」。「どう考えても箱根のロープウェイには乗れない……」と確信しているのなら、無理してそれに乗る必要はありません(他にも症状を抱《かか》えていれば無理からぬことかもしれません)。

しかし、ロープウェイにさえ乗らなくて済むのなら、せっかくの旅行の誘いを断らずに参加してはどうでしょうか？

普段は症状について事細かに人に言う必要はないでしょうが、最低限度の釈明《しゃくめい》をしなければ、幹事さんとの相互理解に支障をきたし、何かと不都合が生じてしまうでしょう。ただ、ロープウェイに乗りたくないというだけで誘いを断るより、その乗車だけ勘弁《かんべん》させてもらって旅行に参加する方が、「どうにか参加することができた……」という適応感を抱《いだ》けるはずです。

つまり、理由のある「逃げ」をしても、うまく適応できれば、それはそれで積極的な心の表れと言えるのです。どうぞ、深刻な顔をせず、上手《じょうず》に乗り切ってごらんなさい。

●一人での行動、あるいは団体行動で、「高所」へどうしても行かざるをえなくなった「あなた」。

どうしても「逃げの心理」が先に立つ……。その一方で、「逃げないぞ！」と自らを諌《いさ》め、精一杯に落ち着こうとするが、まるで子供の強がりにも似た精神状態……。

こういう場合は、「絶対に逃げないぞ！」と心に決めてしまうことです。ビルの高層階での同窓会にしても、窓際から離れた、比較的出口に近い席が確保できればそれでいいですが、そうもいかない場合には、「逃げない心」を変えずに、その親睦《しんぼく》の雰囲気に心を注入する（流す）しかないのです。

チラッと窓辺に目を向けると、嫌《いや》でも夜の星空が見えてくる……。「流れる心」を駆使している最中でも、心のちょっとの隙間《すきま》に「不安感」がシャシャリ出てくる……。

それでもかまわないのです。「そんなことは先刻承知！」というような涼《すず》しい顔（心）をしているしかないのです。

こうした対応は、確かに意図的につくられた「逃げない心」ですが、それでも確かなる意志の表れであり、心の行き先をガイドする舵《かじ》となってくれるのです。

●幼児二人の母親である「あなた」。今日は久しぶりに遊園地に出かけることになった。もちろん、頼りになる愛する夫も一緒である。

「あなた」は多分に不安神経症気味であり、高所とは言えないほどの所に行くとなっただけでも予期不安に駆られる……。だが、強迫観念の虜《とりこ》にはなっていない。

観覧車に乗って喜ぶ我が子の顔が目に浮かぶ「あなた」は、子育ての過程では「高所」への関わりは避けて通れないものだと思っている……。さらに、遊びのない発達（成長）過程ほど健全な人格形成には害となる……とも思っている……。

こう考えるのは、間違ってはいません。ですから、なんとなく「高所」への予期不安を抱きつつも、強い抑うつ状態に陥っていないのなら、「仕方がない……。子どもたちの楽しみを奪うことはできないから、出かけよう！……」という思いを持って遊園地行きを実践できるのであれば、大いに結構なことです。

子どもたちと夫が観覧車に乗り込み、そのスリルと楽しさではしゃいでいる……という光景を仰《あお》ぎ見る「あなた」の表情が豊かな満ち足りたものであれば、それはもう症状者の姿ではなく、子育てにおいて合格点に達している母親の姿であります。そのあなたの笑顔を高所から見る夫としても、何の不足も何の不満もあなたに感じはしないはずです。そして、観覧車から降りてきた夫や子どもたちに対する、「楽しくてよかったわね……」という喜びをもっての眼差《まなざ》しこそは、まさに「目は口ほどにものを言う……」で、健常者そのものの姿でありましょう。

仕方なしの外出であっても、一家団欒《だんらん》に大きく役立つとなれば、あなたとしても「流れる心」の働きを真に認めざるをえないでありましょう。

●もしもあなたが今、少々力みがちであっても積極性の発揮があるならば、消極的すぎるよりは、いつかは救われる心の状態だと言えます。

休職してから一年近く経《た》つ「あなた」……。今も、妄想様観念と、それに対する強迫行為(ここでは高所恐怖の他に、何でも確認せずにはいられないこだわりの症状もあるとします)のために神経疲労に陥ってはいるが、専門家による心理療法を受けてから、その「とらわれ」は弱くなりつつある……。

そんなあなたに、先日、会社の慰労会《いろうかい》がホテルの最上階のレストランであるからと、気を利《き》かせた同僚や先輩からの善意一色の積極的な呼びかけがあった。あなたとしては、複雑な心境……であった。すでに一年近く休職し、同僚や先輩と疎遠《そえん》になっていたことが気になっていた矢先であったからだ。しかしここは、会社との縁が切れる事態を強く懸念《けねん》していたので、出席に百パーセントの自信があるわけではないが、「積極的であらねばならぬ!」と心に決め、「出席する……」ことにした。同僚たちは神経症であることへの一応の理解はしてくれていたので、あなたには、その点での不安は無かった。

ここで、他者からの症状理解について申し上げておきますが、あなたが妻帯者《さいたいしゃ》であろうと、独身であろうと、キャリアウーマンであろうと、あるいは可憐《かれん》なOLであろうと、あなたの回復（克服）を願う家族がいるはずです。その家族が、遠方にいようが、同居であろうが、それなりの精神的援助を受けているでしょう……。しかし、その援助は、いかに善意に満ちたものであっても、必ずしも症状に対する正しい理解と共感によるものだとは限りません。なぜなら、あなたの症状を、あなたとまったく同じように感じることなど不可能だからです。それが健常者というものなのです。それよりもむしろ、あなたの方が、健常者の気持ちを理解（納得）するしかないのである……と言っても過言ではないでしょう。

そうです！　仲間からの呼びかけに積極性を発揮してこそ、それが今は俄《にわか》づくりのものであっても、健常者である仲間とあなたの、健常的な分野での心での融合《ゆうごう》が図《はか》れるのです。

その積極性を身をもって示すためにも、時間には遅れないように出かけましょう。どうぞ、精一杯に身だしなみを調《ととの》えて行ってください。

こう言うと、あなたは、「自分の姿を見た同僚や先輩たちから、もう完全に治ったんじゃないの？　もう出勤できるんじゃないの？……と励まされないだろうか？」と心配するかもしれません。あるいは、それだけにとどまらず、「健常者然とした身なりをすると、克服途上だという説得力に乏しいばかりか、疾病《しっぺい》利得での休職……と疑われかねないのではないか……？」という取り越し苦労をするかもしれません。

あなたの立場からすれば、「仲間たちの気持ちを考えて、現実の姿を見せなければ……」と思っているのでしょうが、そこまで気遣《きづか》う必要はありません。あなたなりの謙虚《けんきょ》さに満ちた会話の中で、その信憑性《しんぴょうせい》を感じ取ってもらうしかないのです。なぜならば、「休職中(克服中)だから……」と、意識的に弱気なところを応分《おうぶん》に見せようとするのは、正直な心ではあっても、必ずしも治療的だとは言えないからです。

ですから、出席した場で症状的な行為が顔を出した際に、意図的に強迫行為を見せて「合理化」し(「このとおり、まだ病人なんです」と訴える)、「どうぞ理解してください。まだ当分は休職する必要があるのです……」などとアピールするのは、まさに愚《ぐ》の骨頂《こっちょう》だと言えます。

つまり、症状(確認行為や高所への怯え)に精一杯の精神力で耐えようとする……のは、決して間違ってはいないのです。「積極性を発揮してここへ来たのだから……」と自分に言い聞かせ、それに似つかわしいだけの心理状態に入り、「三度確認する行為は一度で済ませる……一度確認するところは、ここではやらない……」と、積極的になって耐えるのです。

以下、具体的に述べていきましょう。

慰労会出席のために、積極的に身仕度《みじたく》しようとするが、着替えの際に何度も脱いだり着たりすれば、その強迫行為の執拗《しつよう》さに腹が立ち、無念さがこみあげるという心境でありましょう。しかし、そうであっても、自己憐憫《れんびん》の情に駆られずに、気持ちを先へ先へと運んでいくしかないのです。玄関を出る時に、「あと何回か戸締《とじま》りや火の元を確認したい……」と、後ろ髪を引かれる思いであっても、せめて「遅刻してはいけない！」と念じて、その場を離れるのです。

また、閉所が気になるのであれば、目的地へ行くのに、電車という「動く閉所」に乗らないわけにはいきません。この場合は、決して慌《あわ》てる必要はありませんが、さっさと電車に乗り込み、席が空《あ》いていれば、そこに腰かければいいのです。そして、目的の駅に着いたら、さっさと降りて歩くしかないのです。

地図を頼りに、どうにか会場へ着いた……。建物の中へ入ると、エレベーターの前には多くの客が待っていて、エレベーターが到着すると次々と乗り込んでいった……。

会場である最上階のレストランを目指して、エレベーターにさっさと乗り込む「あなた」……。目的の階で降り、レストランへ足を踏み入れ見廻すと、何人かの同僚がすでに来ていて、談笑しながら仲間を待っている様子であった。

この場合は、積極的に彼らに近づき、招《まね》いてくれたことへの感謝の意を謙虚《けんきょ》に示せばいいのです。そして、かなり意識的な積極的態度でかまいませんから、彼らの「心の流れ」（話題）

に沿っていくのです。妄想的な観念や「確認衝動」などには、真面目《まじめ》につきあわないことです。

慰労会の途中で、誰かが言った言葉に心が引っかかり、その言葉をもう一度言いなおさせたり、何かを自分の目で再度確認したりしても、たとえまだ不安になろうが、なんとかしてその行為をストップさせてください。「確認の儀式」を中止させると、自分を落ち着かせようとしても、心の動揺はおさまらないかもしれません。それでも、会の始まりからお開きまでの間は、自分の心を内面に向けるのではなく、自分以外の人や物に向けつづけるのです。

会場の雰囲気や同僚・先輩たちの言動に心を向け、泣き言やグチを言うことなく、協調性や客観性を発揮しようとしてみてください。そうすれば、今この場にいる自分を「社会生活適応者」だと認め、信じられる実感が、きっと得られるはずです。そうすれば、あとはただ、来た時と同じようにして家に帰ればいいのです。

【4】――スポーツ（格闘技を含む）

高さ（高所）に関わるスポーツには、水泳の高飛び込み（飛び板飛び込み）、スキーのジャンプ、棒高飛び……などがあります。これらのスポーツは、高所への「健全」な挑戦に見えます。しかし、いかに健全性に満ちているとはいえ、いや、健全な感覚によるものだからこそ、選手たちは、最初の関わりにおいては「高所」に「怖さ」を感じたことでありましょう。つまり彼らは、段階的にその高所への怖さを脱していき、「高所（高度）慣れ」を果たして、今、競技の場に立っているのです。そこでは、高所への「安全性」を図《はか》りながら、その限界に挑戦する人間の能力が発揮されているのです。とすれば、無謀《むぼう》な高所への挑戦は、狂気の沙汰《さた》であり、とても奨励《しょうれい》できるものではありません。

誰でもがこの種の高所に関わるスポーツに参加できるわけではありませんが、ここでは、そうしたスポーツについて述べてみましょう。あなたも「選手」として、紙上参加してみてください。

◇水泳の高飛び込み（飛び板飛び込み）

もしも、岩やコンクリートの上へのダイビングであっては、それは自殺行為であり、無謀以外の何ものでもありません。そのような状況において高所に恐怖するのは、まったく正常（健全）であります。

しかし、これが高飛び込みをしても危険でない「水面」であれば、あとはただ、胸や腹、背中から着水しないような、つまり水面の抵抗の少ない手先や足先から着水するような「安全な」技術を身につければいいわけです。そして、姿勢や、着水時の衝撃の少なさが水しぶきによって測られ、それがこの競技における採点の基準にもなってくるのです。

この飛び込み技術の習得の度合に比例して、「選手であるあなた」においては、高所への懸念がなくなっていきます。一応の「安全性」と慣れを手中にできたからです。

段階的に高度を上げて、心に「慣れ」を教えていく……。これが、「高所慣れ」「安全感覚の習得」というものであり、「怖いけれど、安心……」という心境での克服法なのです。

◇スキーのジャンプ

ここで私は、スキーのジャンプ技術について述べるつもりはありません。あくまでも、過度の怯えを克服し、「高所慣れ」をすることについて述べていきます。

「あなた」が自分から進んでスキーのジャンパーを目指したとしたら、そのチャレンジ精神こそは力強い心の流れであり、まるで音を立てて流れるが如《ごと》き心の状態だと言えましょう。今もなお、その流れの勢い衰《おとろ》えぬ、オリンピックを目指す「挑戦者」の姿でありましょうか。地上からジャンプ台を仰《あお》ぎ見る観客の目には、華麗《かれい》なる不死鳥のように、あるいは勇気に満ちた「挑戦者」のように映《うつ》り、精神力を極限にまで高めることができた偉大なスポーツマンとして、その名を人々の心に焼きつけるでありましょう。

「あなた」が、努力によって極限に達することができたのは、生来からの素質(気質)もさることながら、技術の向上によって高所恐怖の克服に挑《いど》み、「安定感覚」を学んだからであります。もちろん、コーチの指導にも心を向け、おごらず、素直に、健全に心を磨《みが》いた結果、心・技・体不可分の統一された、完全なバランス能力が身(心)についたのでしょう。

そのおごらない人間性によって、「飛行中」の気の緩《ゆる》みが危険であることを決して忘れず、だからといって、そのことにとらわれすぎて「緊張の権化《ごんげ》」に陥ることもない「流れる心の達人」と呼ぶにふさわしい完成度は、空間との一体化によって心身を統一させた「挑戦者」の雄《ゆう》姿《し》の象徴そのものであります。ジャンプ時の集中力による心身の緊張は、無事に着地して初めて、徐々《じょじょ》に弛緩《しかん》させていくのです。こうなると、まさに「達人」の域でありましょう。

たとえ恐怖が目の前にあっても、「栄光の座」を得ようという意欲さえあれば、人はその恐怖を克服しながら挑戦しつづける存在なのです。そうした過程において、「怖いけれど怖くない……」という心的態度が身(心)につき、高所恐怖を克服することができるのです。

◇プロレスラー

ここで述べる「プロレスラー」の高所恐怖とは、「症状者のレスラーの高所恐怖」という意味ではなく、リングに張られた「ロープ」の上から場外に落ちた対戦相手目がけて飛びかかり、さらなるダメージを与えようとする戦法をとる時に感じる恐怖のことです。もちろん、プロレスには「ショー」的な要素があるので、ある程度の手心《てごころ》を加える心理は働いているでしょうが……。

男子のプロレスでも女子のプロレスでも、攻撃的、闘争的な性格の持ち主か、地獄の特訓のような修業で心身を鍛《きた》えた者でなければ、危険極まりない「見せ場」などつくれるものではありません。とはいえ、いかに屈強《くっきょう》な精神と肉体を持ったレスラーであっても、あのロープの最上段から、場外の観客席の前に倒れている対戦相手の上に、まったく何の気遣いも危険も感じずに、躊躇《ちゅうちょ》することなく飛び下りることができるでしょうか？　はたして「安全の目安」もないままに実行するでしょうか？　この場合、たとえ躊躇したとしても、それはケガや事故への懸念によるものであって、決して臆病風《おくびょうかぜ》が吹いたからではないはずです。もっとも、その程度の高所など気にせず、躊躇せずに飛び下りる「度胸」（？）を得たいと願ったとしても、プロレスラーであるならば、その気持ちもわからないではありませんが……。

しかし、その場面において、健全な感覚による予測がなく（無視して）、そのために大ケガをして、その後のレスラー活動に支障をきたすようであれば、それはもう「勇者」ではなく「愚者」であります。会場を埋め尽くすファンとしても、そうした愚行的暴挙のレスラーには、勇気と見なしての真の賛辞など贈りはしないはずです。それは単なる衝動行為のようなものであり、スポーツ愛好者の願いを込めた健全な感情からすれば、単に気の毒なレスラーとして、やがては忘れ去られて然《しか》るべきほどの「価値」しかないのかもしれません。

もしもレスラーの中の誰かが、ロープの最上段から恐怖せずに平気で飛び下りられるだけの度胸をつけたいと願ってそれを実行し、そのために不運にも命を落とすことになったとして、それでも王者の面目《めんもく》を保つことはできるでしょうか？　賢明さがないとしても、「王者」でいられるでしょうか？

それでは以下、実際にレスラーになったつもりでお読みください。

ロープ最上段で仁王《におう》立ちになった「あなた」は、場外に蹴《け》落とした眼下の相手を見据《みす》えて、さらなる攻撃態勢に入った……。

もしも「あなた」が、真の王者たるにふさわしい「流れる心」を持っていれば、今ここで相手の上に飛び下りるのが安全か危険かの判断を瞬時にして下そうとするはずです。もしもこの時、「飛び下りるのは危険……」と判断したならば、戦況を見守る「ファン」に闘争の場としての違和感を与えないため、「自分は真の王者であり、弱き者を必要以上に痛めつけるほどの愚者でも悪者でもないぞ！」とアピールするがごとく両手を高くかざし、個性的な叫びを発しながら、ゆっくりと余裕を持って場外に下り立てばいいのです。そして、相手を介抱《かいほう》するがごとくリング上に上げてやり、すかさず「このヤロー！」と表情や態度を一変させて攻めればいい……わけです。

また、ふたたび相手を場外に蹴落《けお》としたならば、尻を蹴飛ばしたり、殴ったりする。そして、ふたたび態度を豹変《ひょうへん》させ、またしても介抱するようにしてリング上に連れ戻せばいい……のです。そのあと、間髪《かんぱつ》を入れず、「このヤロー！　このヤロー！」と連呼する「あなた」。「介抱しているのか、痛めつけているのか、この人は一体どっちなのだろう……？」と、ファンの心に笑いがもたらされる……。しかし、「これが見せ場をつくる魅力的な王者の闘い方」として、ファンはそのキャラクターを認めこそすれ、「度胸のない弱いレスラー」といった烙印《らくいん》など決して押しやしません（これは、心理療法家であり、一プロレスファンでもある私の、勇気ある努力者である彼らへの共感上の考えです）。

このように、プロレスにおいても、自分の体力と精神力を正直に見つめて行動する（闘う）ことこそが健全なのではないでしょうか？　レスラーとして「安全感覚」の限界に達したと感じたならば、今は必要以上のダメージを相手にも自分にも与えない心の働きこそが、子供たちに健全性を教え、また、「スポーツ」としてのプロレスの楽しみを与えられるのではないでしょうか？　要は、無理して「高所」にとらわれ、その恐怖を突破する必要はないということです。

対戦相手が再起不能に陥る恐れまでも無視して高所への恐怖を突破しようとするよりは、状況にもよりますが、ロープ上で恐怖を感じるレスラーの方が、健全で人間的で魅力的な感情を持っていると言えるでしょう。そう感じる方が、より価値ある高所恐怖の克服法だと、筆者である私は考えます。こういう場合における克服にとっての「敵」は、ロープ上の「高所」に非《あら》ず、本人の心の内にあり……！　ではないでしょうか。

●ある女子プロレスのチャンピオンが、試合の登場時に、優雅で華麗《かれい》なるウエディングドレスを身にまとい、ファッションショーさながらのシーンを自ら演出する……。やがて登場の音楽が止《や》むと、途端《とたん》に態度を豹変《ひょうへん》させ、荒々しくそのウエディングドレスを脱ぎ捨て、対戦相手を睨《にら》みつける。そして、闘争心を剝《む》き出しにして、精一杯に吠《ほ》える！

審判（レフェリー）が試合開始を告げると、すかさずその女王（チャンピオン）は、牝豹《めひょう》のように相手に飛びかかる……！　そして、相手を場外に蹴落とし、それとわからないように「安全の目安」を得たあと、ロープ上からではなく、マット（リング上）から勇敢に飛びかかる……。

なんと華麗なる女性の強き姿ではありませんか……。試合が終わると、ふたたび、さっきのウエディングドレスを身にまといしとやかに退場していく……何とも言えない凄みです。

2　前向きな「流れる心」の流れに任せるべし

どんな神経症を克服するにしても、前向きな「流れる心」で対応するしかないのです。問題

（症状）によっては、長い月日（年月）における たゆみなき「流れる心」の出番が問われますし、実際にはそれしか他に方法はないのではないでしょうか？

そのような最善を尽くしての日々の生活であれば、あとはその前向きな「流れる心」に任せるという諦《あきら》めも必要です。とらわれの症状から自らを解放するためには、私の「体験の論理」からしても、前向きな「流れる心」によるたゆまざる心的エネルギーの発揮こそが、何にも優《まさ》る「力」となるのです。

「高所恐怖」の箇所でこのようなことを述べるのは大袈裟《おおげさ》かもしれませんが、「この精神で高所恐怖を克服せよ！」とアドバイスする私（筆者）には、前向きな「流れる心」は、いかなる神経症の症状に対しても「治さずに治る」（治そうと思わなくても、なすべき用向きに心を流していれば、自然と症状が軽くなっていく）という「力」を発揮するから、高所恐怖以外の併発《へいはつ》症状にも同時に効く、という確信があるのです。

どうぞ、この節で「克服の感覚」を身（心）につけ、そのさりげない「能力者」になってください。

【1】――自然に任せればよい

◇話に花を咲かせ、健常者のペースに乗ってみよ

高所に真に恐怖した体験者であれば、その時の恐怖は、まさに生きた心地のしない震えがくるほどの「死の恐怖」と言い表して憚《はばか》らないでしょう。ですから、「生半可《なまはんか》な自己暗示などでその場を凌《しの》ぐのは至難《しなん》の業《わざ》だ……」と思っても、決して不思議ではありません。しかし、そう言って自分の気持ちを停滞《ていたい》させているだけでは、何の前進もないはずです。

ところで人は、何かにつけて症状的に恐怖している状態であれば、そちらの方に意識が向いてしまい、人と会話をしても「話」が弾《はず》まず、話に花を咲かせるのは苦手なものです。話す気分にもなれない「どん底」の抑うつ状態であれば、さもあらんと言えます。では逆に、ヒステリックになっての会話や饒舌《じょうぜつ》が本来の健全さを意味するかと言えば、必ずしもそうとも言えません。むしろ、その状態に応じた「重い口調での喋《しゃべ》り」でいいのです。

●あなたが口下手《くちべた》で、健常者とのつきあいが苦手だと思っていても、実際は必ずしもそうと

は限りません。それを実証する意味も込めて、友人や知人の話の輪に加わったならば、「ここは高所だ……」という強迫観念の割り込みに屈せず、発言してごらんなさい。提供したあなたの話題を友人・知人が広げてくれ、それなりに話に花を咲かせてくれるはずです。

あなたはまさにその時、その話題に同調するのです。単なる頷《うなず》き(肯定の意思表示)だけの参加に終始していても、話し手(語り手)の友人や知人のご機嫌《きげん》が悪くなることはありません。その友人・知人の発言に、否定的・攻撃的な表情や態度で応えているわけではなく、肯定的・協調的な気分で対応しているのであれば、あなたは、その友人・知人にとっては「好ましい人」「いい感じの人」……であるはずです。

どうぞ、症状にではなく、その場の社交的な雰囲気に気持ちを向けてみてください。そうすれば、「『高所』を意識しないようにしよう!」とがんばるよりは、心ははるかにスムーズに流れていくものです。

【2】――高所が苦手でも「人間失格」にはならない

◇愚痴《ぐち》をこぼせば、気は楽になるか

「高い所は嫌い！」と言って、見るからに恐怖心を感じそうな場所へは上らない「あなた」。それは当然のことであり、健全な感覚の持ち主であります。人格に何らの損失も生じません。

ですから、超高層ビルへは、よほどの用向きや急用でもないかぎり出向く必要はないし、行く必要があっても人に頼めばいいのです。なぜなら、症状によっては、勇気を出して行っても、自信がつくどころか、逆に自信喪失に陥ったりする場合があるからです。

やはり、何ごとにもそれを成し遂げるにふさわしい時機というものがあり、前向きに思考した末の冷静な判断による取りやめであれば、それは賢明な選択だと言えます。ですから、取りやめたからといって、いつまでもくよくよしないことです。

●超高層ビルはもちろん、ちょっとした高さのビルにも恐怖を感じるが、「なんとかしなければ……」と克服の意欲を見せている「あなた」……。

そんな「あなた」は、高所恐怖によって、日常生活でどのような不利益を受けているでしょうか？　そうです！　あなたに限らず、人間が生きていくのに、「高所」との関わりは避けられないのです。ですから、あなたも、ある程度の「高所慣れ」は必要です。

ところで、「高所は怖い……」と感じるあなたに対して、世間は決して「社会人失格」などとは言いません。しかし、マンション、デパートの上の階に行けないとなると、たとえ人に何も言われていなくても、まずあなた自身が劣等感に陥っていることでしょう。それでも人は、あなたのことを「人間失格」などとは思いません。たとえ思ったとしても、「不便だろうな……」ぐらいです。その点では、ぜひ、気を強くしてください。

さて、あなたは普段から、「高い所は怖い……」と愚痴《ぐち》をこぼしていますか？　もしそうなら、愚痴を言うことで緊張が弛《ゆる》み、気が休まるでしょうか？　あるいは、愚痴を言うと、人から同情されるので、精神的援助が得られた気分になりますか？

それとも逆に、愚痴を言うたびに症状を意識してしまい、人（健常者）との隔《へだ》たりを感じてしまいますか？　となると、心の霧が晴れるどころか、暗雲が立ちこめてくる気分でしょう。

人は、話し、身体を動かすことによって過剰なストレスを発散できるならば、明日への新たなエネルギーを得ることができ、いかにも順調な心の流れとなります。つまり、「（滞《とどこお》っていたエネルギーが)出るから(新しいエネルギーが)入ってくる」ために、心が濁《にご》る暇《ひま》がなく、そのため必然的に、健全な感情での人生が歩めるわけです。

しかし、人は一人でこの世で生きているわけではありません。この世は時に、最小限の抑圧や抑制を余儀《よぎ》なくされる建前社会……であります。本音本意を罷《まか》り通せば、当然ストレスは溜《た》まらず、己《おの》れには善かもしれませんが、人へは悪(ストレス)となります。そうなると、良心が咎《とが》めるという感情の出番は必至であります。こうしたことを認識したうえで、世事《せじ》に上手《じょうず》に対応できる人が「社会生活適応能力者」と言えるのです。

話がちょっと逸《そ》れましたが、要は、いかに上手に愚痴をこぼして目安(安心)を得たり、ストレスを発散したりしたとしても、あとで「陰気な人」と言われてストレスを背負うぐらいなら、愚痴や泣き言は人にも自分にも迷惑だと気づき、愚痴をほどほどにするのが一番無難ではないか、ということです。

また、グチる癖《くせ》は、愚痴そのものへの「とらわれ」を生み出しかねません。グチるのは、前進ではなく、後退への序奏のようなもので、克服意欲に自らがブレーキをかけるに等しく、「消極性」を露呈《ろてい》していると言えます。特に、多くの「強迫観念」にとって、愚痴はブレーキになるどころか、「とらわれ」をますます強く(大きく)させる原因なのです。

【3】――「気分」への関わり方

◇プラス(良い)気分とマイナス(悪い)気分

気分は、心身からのメッセージです。人は、その気分に左右されがちですが、要は気分に利口《りこう》に関わればいいのです。そして、ここでは、身体症状による気分を取り上げるのではなく、あくまでも精神面での良い気分、悪い気分について述べます。

人は、例外を除いてその時の思考に応じた感情を抱《いだ》きます。ということは、どれほどに嫌《いや》なことや嫌な人に関わるとしても、良いところを見つけて善意に解釈(理解)しようとすれば、極端に毛嫌いしたり、攻撃的な態度に終始したりしなくて済む……と思われます。もっとも、実際にはなかなかそううまくはいきませんが、攻撃的になって暴言や暴力を振《ふる》いそうになっても、その一歩手前で衝動を抑えることができれば、その善意の解釈による感情コントロール(プラス気分への転換)の成果だと言えるでしょう。一事が万事においてそううまく事が運べないにしても、厭世的《えんせいてき》な人であれば、生きることに意義を見出し、プラスの感情を湧き起こすことで、「生きる」ことへの気分の喚起が促《うなが》せます。つまり、プラスの良い気分が、建設的、楽観的、創造的な思考へのルートであると考えれば、その発露《はつろ》を願うべきであり、また、マイナス(悪い)気分の時は、プラス気分への転換を図《はか》るべきなのです。

プラス気分は心を高揚《こうよう》させ、マイナス気分は心を沈滞化《ちんたいか》させます。ですから、神経症によるマイナス気分に翻弄《ほんろう》されっぱなしであっては、ますます気分は沈み、うつ気分に陥ってしまいます。そうなると必然的に、言動に翳《かげ》りが生じ、症状がさらに「悪化」してしまいます。そうなれば、克服が大幅に遅れてしまうだけです。

マイナス気分に必要以上に行動を支配されてしまえば、それだけ心の流れが悪くなり、「快《かい》の気分」に戻れるのはいつのことやら……。ですから、「気分」を建設的(治療的)な方向に上手《じょうず》に役立たせるには、万事にプラス気分で関わることを意識することです。この習慣が本格化すれば、その能力によって、やたらに不安や恐怖に終始しなくなるはずです。

つまり、「高所」に関して言えば、嫌《いや》な材料だけ意識して出向いたのでは、まるで不安や恐怖の「素《もと》」を携帯したようなものだということです。どうせなら、目的地(高所)へ行くのに何か楽しみを見つけて、プラス気分を発揮させた方が、「高所」への恐怖も、それほどのものにはならないはずです。そうやって、不安や少々の怯えなど、プラス気分で「封印」してしまえばいいのです。

そして、実際に高所にいる時は、そこで働く人たち、買物する人たち、食事をする人たち……と同じように振る舞い、彼らに同化したような気分になってみてはいかがでしょうか。高所への恐怖は「ゼロ」にならなくてもいいから、その恐怖から離れる気分で、彼らの心に合流するのです。

第5章

尖端《せんたん》恐怖

1　症状的な恐怖、健常者的な恐怖

「尖端《せんたん》恐怖」とは、尖端のとがっている部分が怖い……ということです。症状者の場合は、病的なほどに神経が過敏になって、まさに「とがっている」状態にあると言っていいでしょう。

特に症状者は、予期不安や、被害者的・加害者的な強迫観念（次項で説明します）に集中すると、異様な恐怖を知覚します。そして、症状的な恐怖の喚起では、その論理性に不合理さが伴います。しかし、そうした場合、頼りになるのはやはり知恵と理性であり、健全（合理的）な思考によって感情コントロールをするしかないのです。
とはいえ、症状者においては、今は、その能力発揮はなかなかできないでありましょう。だからこそ、症状に苦悩するのです。

【1】――症状的な感覚とその恐怖

◇被害者的・加害者的な強迫観念による恐怖

尖端（先のとがった物）に対しては、時と場合に応じて、用心して当然であります。誰でも、とがった尖端を目の前で見せられれば、危険を感じて避けるはずです。条件反射的に避ける……あるいは、しばし様子を窺《うかが》ってから対応する……。いずれにせよ、健全な心理状態に基づく反応です。その反応には、論理性と説得力があります。

しかし、これに対して症状的な尖端恐怖は、説得力に乏しく、不自然かつ不合理です。つまり、極端に言えば、健常者の感覚では誰もが生活必需品として使い慣れている鉛筆、箸《はし》、フォーク、その他の「とがった物」に対して、苦悩者は、それらの「使い方」「使われ方」に嫌《いや》な妄想様観念を働かせる場合があるのです。これまさに、妄想様観念に翻弄《ほんろう》された状態と言えましょう。

たとえば一例を挙げると、とがった部分が自分の方ではなく、反対側へ向いていても、被害者的気分あるいは加害者的気分によって、「とがった物」を凶器と考えたりしてしまいます。被暗示性の亢進《こうしん》しやすい性格であれば、そのマイナス思考によって、それが凶器として使われる事件や事故が自分の身の回りで発生するのでは、と被害者的に恐怖してしまうでしょう。

ここまでくると、まさしく症状的であります。こうした症状者は、尖端の使用にまるで関係のない状況においても、さまざまな予期不安や強迫観念で苦悩しているのではないでしょうか。

なお、成長(発達)過程において、「先のとがった物」によって傷つけられたり、脅《おど》されたりといった体験や、それに準じる恐怖の体験をして、「心的外傷」(トラウマ)を負っている場合は、尖端に関する恐怖喚起があっても、さまざまな妄想様観念を伴った「強迫神経症者」と同一であるとは必ずしも言えません。

ここで紹介する「流れる心」による尖端恐怖の克服法は、症状の原因を究明しようとする精神分析療法に基づくものではなく、原因について身(心)に覚えがないままでも克服へのアプローチを展開していける療法であります。つまり、発達(成長)過程において何かの原因があって症状に苦悩するようになったとしても、その原因はわからないままで結構(こじつけてまでわかる必要はないということであり、わかるのが無意味だと言っているのではありません)、抑圧状態のままでも結構です……という立場に立った克服法なのです。

さらに言えば、症状あるがための愚痴《ぐち》は一応聞くが、「のべつまくなしに聞く(言う)ことは好ましくない！」というのが、私の立場です。これは、かなり複雑怪奇な妄想様観念に対しても、苦悩者が納得するくらいの共感性を発揮できる「元体験者」としての考え方であります。私の「体験の論理」による指針は、苦悩者に「気づき」や適切なアドバイスをもたらし、人生への希望と克服への目安(安心)を持つのに、きっと役立つと信じています。

●もしもあなたが不安神経症者であれば、あるいは、不安神経症から強迫神経症(視線恐怖から妄想様観念を伴うすべての強迫症状)へ移行した苦悩者、または、初めから強迫神経症で不安神経症の体験はない症状者であっても、何かにつけて被害者的・加害者的な観念に恐怖することが多いでしょう(誤解のないようにお願いしたいのですが、不安神経症や強迫神経症、その他の神経症やうつ病の人たちが、すべて尖端恐怖に陥ると言っているわけではありません)。

「とがった物」に対して、被害者的・加害者的な意識で悩んでいる「あなた」。今は、家庭生活、学生生活、職業生活において、不安や恐怖、強迫観念や強迫行為のコントロールに精一杯でありましょう。しかし、症状の軽重は別として、症状が良くなっていくことは、心の奥底に変容が起きている過程であることの証明であり、恐怖度も症状的でなくなっていきます。言ってみれば、尖端恐怖症なるものも、治すことに夢中になって対応するほどには「とらわれる」必要はないのです。

【2】——健常的な感覚での恐怖

◇症状的な「とらわれ」のない対応能力

「先のとがった物（部分）」に対する症状的恐怖のない健常者がここを読めば、単に当然の心理状態について述べているにすぎないと思うでしょう。もちろん尖端恐怖症者であっても、そうした健常者の心理状態を理解することはできます。

ただし、「とがった先」を目の前にした時の恐怖は、被害者的な妄想様《もうそうよう》観念が働く（喚起される）ので、健常者が共感したり理解したりするには困難な、かなりレベルの異なる感情なのです。極端に言えば、症状者の「怯えの度合」は、「仮想」に対する「現実そのもの」ほどの差があります。

なお、述べるまでもないことですが、「先のとがった物」に恐怖しても、それを生産的、建設的、効果的に使いこなせれば、そのこと自体が「健全」であることの証明になります。

【3】――「弱い心」と「強い心」、「とがった心」と「まるい心」

◇「弱い心」と「強い心」

ここでの「弱い心」とは、気が小さいとか、くよくよするといったことではなく、今は（現在は）症状的なるがゆえに、必要以上に「とがった物」が気（苦）になって仕方がない、という意味に理解してください。

逆に、「強い心」とは、大胆で、とがった物などまったく気にもとめないということではなく、今は（現在は）さまざまな神経症状で悩んではいるが、単なる「逃げの心」ではなく、なんとかしてこの症状を克服せんと前向きになっている「心の状態」のことだと理解してください。

●もしもあなたが、ここで言う「強い心」でありたいと願うのならば、今の心の方向性を変えればいいのです。

症状というのは、エスカレートさせてしまうと、「こんなはずじゃなかったのに……」と感じることが多くなり、紙の角《かど》、目薬の容器の先、机の角、鉛筆やボールペンの先はもちろん、極端にとがってはいない「棒状」の物の尖端にも、なにやら恐怖しそうになってくる……ものです。

そんな「あなた」よ！　世界中のどこへ行っても、「とがった物」は存在します。何を生産するにしても、どんな道具を使うにしても、「とがった物」なくしては人間社会は立ち行きません。

そうです！　「とがった物」に対しては、「一に諦《あきら》め、二に諦め、諦め転じて慣れに入る……」と、心を流すしかないのです。その意志(意思)力さえ放棄しなければ、それが「強い心」となるのです。

ですから、「なんとかなるさ！」と、意を強くしていてください。

◇「とがった心」と「まるい心」

ここで言う「とがった心」とは、否定的、攻撃的、破壊的な心理状態を意味します。「まるい心」とは、肯定的、協調的、建設的な心理状態を意味します。

ということは、「とがった心」においては、人は健全な安定した心理状態ではなく、不安定な状態にあり、被害者的気分にも入りやすいし、素質次第では、神経症や心身症に陥っても、決して不思議ではないでしょう。ましてや、そのままの心理状態でいつづけるなら、「尖端恐怖の克服など、一体いつの話やら……」でありましょう。

逆に「まるい心」は、言うまでもなく、「尖端恐怖」の克服だけにとどまらず、他の症状の克服においても、絶対的な「治癒力」を持っています。つまり、「まるい心」とは、症状克服における掛け値なしの「百薬《ひゃくやく》の長《ちょう》」なのです。誤解のないように述べておきますが、「とがった心」の人は悪人で、「まるい心」の人は善人だということではありません。

●今、あなたは、「まるい心」になりたいと願っているでしょうか？　といっても、今のあなたの心の状態が完全に「とがっている」とか「ひねくれている」と決めつけているわけではありません。

人間は感情の生きものです。ですから、誰でも感情を意のままに、計算のままに操《あやつ》り、真に納得できる状態でいることは難しいのです。しかし、「健全に前向きたらん……」と「まるい心《こころ》」の発揮を試みようとする気持ちがなければ、ネガティブ（消極的、否定的）な心の状態に陥っていくだけでありましょう。ポジティブ（積極的、肯定的）な心の状態である人の方が、対立の少ない対人交流ができる能力者と言えるのです。

心をとがらせてばかりいては、順調な社会生活は、その分だけ難しくなり、その不健全な心によって情緒は不安定になり、浮かぶ（湧いてくる）思考や感情も被害妄想的、あるいは加害妄想的になって、健全で真面目な自我が動揺してしまいます。そして、その妄想的な感覚に支配されすぎると、とがった物に目をやっただけで、何かしらの異常を勝手に予期して怯《おび》え、恐怖心に駆られてしまうようになるのです。

人は、円満な思考とそれにふさわしい感情にある時は、やたらに症状的な不安感や恐怖感などは抱《いだ》かないものです。「健全な身体には健全な心が宿る……」あるいは「健全な心には健全な身体が宿る……」のです。

なお、「まるい心」の人にも予期せぬ、突発的な精神的外傷が発端で症状が現れることがありますが、それらも含めた心の問題（悩みや苦悩）がある場合には、たいていそれは必ずしも神経症となってではなく、身体的症状（心身症＝自律神経失調症）となって現れます。もちろんこの場合、心がいくら悩んでも、正真正銘《しょうしんしょうめい》の重病の身体症状にはならず、むしろ、「内臓はどこも悪くありません」という診断を下されることがほとんどです。

しかし、不安神経症や強迫神経症の人は、心の問題（苦悩）がさらに「心」そのものに出ます。ですから、ここで問題になるのは、あなたがどこまで「まるい心」でいつづけられるかということでしょう。

育ちや教養も関係してきますが、「まるい心」である分だけ、「まるい人生」を歩むにふさわしい「感情」の出番が多くなります。人はそういう人を「円満な人」と言います。そういう心での人生であれば、遅かれ早かれ、潜在意識（無意識の世界）からの「囁《ささや》き」は、症状的な不安や恐怖を喚起するものではなく、豊かで正常な感情を喚起するものであるはずです。

そうです！　「まるい心」とは、いついかなる場合においても、大歓迎すべき、健全に流れる心の状態のことであって、「神様」からの贈りものだと言えるのです。

あなたが「まるい心」の獲得を目指すのであれば、場当たり的、刹那《せつな》的に毎日をすごすのではなく、地に足をしっかり着けて、健全な「流れる心」の状態で生活することです。そうすれば、それなりの月日（年月）の果てには、潜在意識での変容が起こり、嫌《いや》でも「まるい心」にふさわしい感情に満たされる機会が増すでしょう。

2　尖端恐怖のいろいろな克服法

尖端恐怖症は、今これを目の敵《かたき》にして「治し」にかからなくても、併発《へいはつ》している他の症状が良くなりさえすれば、ほとんどの場合、自然に消滅するものです。つまり、健全な精神（心理）の状態を甦《よみがえ》らせればいいわけです。

といっても、「他の症状が治らないうちは尖端恐怖症も治らない」と言っているのでは決してありません。どれ（何）から治るのかは神のみぞ知る……というお任せの心境でいてください。

尖端恐怖の体験による心的外傷（トラウマ）が引き起こす恐怖は、いつかは「克服」する必要があります。症状者におかれては、これからご紹介する方法によって、自分なりに克服への感覚を得ていただきたいと思います。その際、尖端恐怖症は他の神経症状と同じく、決して不治の症状ではないということをお忘れなく。

【1】――急いで「恐怖突破」を試《こころ》みる必要はない

◇「高みの見物」も、時には良しとせよ

尖端恐怖症者が恐怖する「先のとがった物」を挙げれば、鉛筆やボールペンの芯《しん》の先から傘の先まで際限がありません。また、とがっていない物なのに、妄想様観念を働かせ、「とがっている……」と恐怖する気分になったりします。

さて、尖端恐怖に対しては、いかにも消極的で逃げの姿勢に思われるかもしれませんが、ぜひとも気分そのものは、余裕の「高みの見物」と決め込んでください。おわかりですか……？これは第三者的な立場で恐怖を「傍観する」ことですが、こうすることによって、「とらわれ」からの解放へと、意識せずとも心が向かっていくのです。

●もしもあなたが独身で、尖端恐怖の他にも症状に苦悩していれば、日常生活にかなり苦労しているでありましょう。そんな「あなた」は、休職中なのか、職を探しているがままならないのか、それとも、どうにか会社勤務ができているのか、あるいは、症状はそれほどでも

なく、「とがった物」が極端に怖いだけなのか……、どういう状態でしょうか?

以上のどれかに該当《がいとう》していて、克服に積極的になれない「あなた」であれば、「克服の途中にはそういう場合(時期)もあるものだ!」ということを心に留めておいてください。そのうえで、これから言わんとする克服の感覚に触れてほしいのです。

さて、一般に独身であれば、「身軽」な面があり、自由な行動がとれやすいものです。良くも悪くも、気分が赴《おもむ》くままの生活ができます。

しかし、あなたの場合は、思考や行動に症状による制約があり、何ごともスムーズに運ぶというわけにはいかない面もあります。もちろん、こうしたあり方がすべてにおいて駄目だということではありません。ただ、独身であるという状況も手伝って、気分本位の、単に惰《だ》性《せい》に流されるだけの生活であっては、建設的な目標がなく、心の流れが停滞するため、あらゆる症状克服に不可欠な心的エネルギーの発露はあまり望めないのです。とはいえ、がむしゃらに症状克服に励《はげ》むと、かえって「とらわれ」を強くする恐れがあります。

そこで、「高みの見物」の姿勢も、時には必要になってくるのです。これはすなわち、「治さずに治す」(治そうと意識的に思わなくとも、なすべき用向きに心を流していれば、自然と症状が軽くなっていく)という効果を狙ったものです(ただし、「治さずに治す」ことに強く意識的になれ！　と言っているのでは決してありません。誤解なきよう、お願いします）。

今のあなたの状態を、外出はできる、パート勤務ぐらいはできる、妄想様強迫観念はほとんどない、しかし、被害者意識と加害者意識によって「先のとがった物」が目に入ると、予期不安がエスカレートしてマイナス思考が始まり、怯え（恐怖）の感情の出番になる……と想定してみましょう。

こういう状態であれば、とりあえずパートタイムで働いてはどうでしょうか？　もちろん、パートでなくてもかまいません。朝から晩まで部屋の中（自宅）にいては、余剰《よじょう》なエネルギーが発散できずに鬱積《うっせき》し、「うつ的気分」に拍車がかかってしまいます。そうなると必然的に、「流れない心」の状態となり、建設的・積極的・創造的・希望的な感情の出番はなくなってしまいます。そして、「流れない心」のエネルギーは、否定的・破壊的・攻撃的な気分をもたらし、「とらわれ」に拍車がかかってしまうでしょう。

「とがった物」に意識（視線）を向けると、なにやら嫌《いや》な怖い思いがしてくる……。つまり、心の状態というものは、その置かれた（考えた）状況に影響を受けるのが当然であり、それに見合った反応を見せます。ですから、「尖端」に縁遠い、生産的なことに意識を流していくことこそが、「とがった物」へのとらわれを稀薄《きはく》にすることもあるのです。

要は、外で働くことです。どのような職場にも、「とがった物」はあります。「とがった物」が無い職場など考えられません、ですから、「とがった物」を視界から完全に締《し》め出すことなど不可能なのです。我慢するしかないのです。仕事上、「とがった物」に積極的に関わることがなくても、見慣れることは必要なのです。どうしても嫌《いや》な物や状況に関わらなければいけなくなったら、上司や同僚に上手《じょうず》に頼み込み、代ってもらってもかまわないでしょう。その代わり、代わってもらった人の仕事を手伝うぐらいの積極性は見せるべきです。「持ちつ持たれつ、お互いさま……」という支え合いの気持ちを、その人に抱《いだ》いてもらうぐらいの知恵が必要なのです。

この時、「この仕事は本当は自分でしなければいけないのだ！　先がとがっているからといって……何も怯《おび》えることはないのだ！……」と前向きな自覚さえ忘れずにいれば、その「思い」の積み重ねが心のトレーニングになっていくものです。つまり、人に代わってもらっての「高みの見物」であっても、その人や、周囲や世間の人に感謝する素直な心は、「とがった物」への被害者的な気分や、「人に害を与えたらどうしよう……」という加害者的な意識の出番をなくしてくれます。社会生活における対人関係が、友好的、協調的、楽観的、生産的になってくれれば、やたらに被害者的な気分や加害者的な意識に悩まされることは少なくなっていきます。

さらに言えば、誰にでも長所と短所があるのだから、自分の「短所」のために、やたらと「劣等感」を抱《いだ》かないことです。そうでないと、人への羨望《せんぼう》や嫉妬心《しっとしん》が高じて、攻撃的な気分に陥ったりするからです。他者否定的・他者攻撃的な気分でいるよりも、自他への肯定的な気分でいるほうが、心には良く効《き》く「クスリ」なのです。

このように、対人関係が健全な気分に満ちてくれば、やたらと「とがった物」などに恐怖することは自然となくなっていくものです。

●もしもあなたが母親であるなら、お子さんは小学生か中学生くらいでしょうか？　何年も前から尖端恐怖症になっていたとしても、夫や子どもたちが、勉強や仕事、家庭生活の上で「とがった物」に関わるたびに「気をつけて！　危ないわよ！」などと過敏になって口出しすることはやめましょう。

尖端恐怖になった特別なきっかけがあってもなくても（直接的にせよ間接的にせよ、なんらかの影響はあるでしょうが）、ある程度神経質で執着性が強く、完全欲もかなり強い「あなた」でありましょうか？　そうであるなら、「これは個性みたいなものだわ……」と、さりげなく心を流すのがいいでしょう。

主婦ともなれば、台所に立って料理を作らねばなりません。料理では、当然、「とがった物」を使わないわけにはいきません。あなたとしては、かなり気(苦)にしているでしょうか?「使わないと料理ができないから……」との思いは間違ってはいません。ただし、一貫して逃げの心理で料理するのと、気(苦)にはなるが一応は「とがった物」への必要性を受け入れて料理するのとでは、「慣れる」か「慣れない」かの大きな分かれ目となります。

「慣れる」のには時間がかかります。それは、「とらわれの心理」が強いからです。だから、たとえば何かを修理する場合、「ノミ」や「キリ」などの極端にとがった物が今は使えないのなら、夫に頼むもよし、子どもに頼むもよしです。素直になって頼み込むことです。

ただし、その場合、必要以上にしつこく(執念深く)なって、注文をつけすぎないことです。「危ない! 注意して! ほら気をつけて!」などと、いかにも「症状者」的にならないことです。正直なところ、我がことのように気にはなるでしょうが、意識的にかなりの落ち着きの態度を装《よそお》い、彼らに任せることです。これが「高みの見物」なのです。夫や子どもには何の懸念もしなくていいのです。無責任でかまわないと言っているのでは決してありません。

純粋な「お任せの心」での対応こそ、あなたに願いたいことなのです。その願いには、

「マイナスへの追求思考」をする習慣や、「完全癖《かんぜんへき》」を無意識にさらけ出しての言動を変容してほしいという思いが込められています。

「見慣れる心」「任せる心」の実践によって、健常者然とした物の見方や考え方がいつしか定着した後年には、尖端への「とらわれ度」も稀薄になっていき、やがては「先のとがった物」の健全な扱い方や関わり方が身(心)についた能力(感覚)者に戻れるのです。

なお、念のために言っておきますが、この関わり方の能力は、特定の神経症状のみにとどまることがなく幅広く有効です。

●もしもあなたが父親であるなら、家族を扶養《ふよう》する義務があることでしょう。

そんな「あなた」は今、症状がいろいろあって、病院から薬をもらって飲んでいる……。とはいえ、そうした症状に自分なりに対応し、克服途上ではある……。しかし、「とがった物」に恐怖を感じるので、仕事に差し支えることが多い……。

こんな場合、すべてにおいて「高みの見物」というわけにはいかないので、なんとかしたいところでしょう。たとえば、家庭においては妻や子どもたちに「任せる」心境ではありながらも、一家の大黒柱《だいこくばしら》という自負と意地があるので、「なんとしても症状を乗り越えたい!」

としたら、それは当然の心理でありましょう。

社会(会社)での適応者であるためには、当然、鉛筆やボールペンなどが使えなくてはなりません。書類の角《かど》やフロッピーディスクの角が気(苦)になっては仕事ができません。ですから、これまでなんとか「とがった物」に自力で対応できているのなら、一時の気分に左右されて、うっかり他人(部下)に代行してもらうなどの「逃げの習慣」に入っていかないことです。それが運の尽きとなって、その後も人に頼まずにはいられないという「とらわれ」に当分陥ってしまうからです。

たとえば不潔恐怖症において、手を洗わなくてもなんとか持ちこたえられたある特定の状況で、ある時つい手を洗ってしまうと、その後、その状況では必ず手を洗わずにはいられなくなってしまいます。そして、一度とらわれると、そこから抜け出そうと思っても簡単に「手洗い」をやめられないどころか、ますますエスカレートし、それこそ「二次的、三次的……な汚《よご》れ感覚」に支配されてしまうのです。

(「二次的、三次的……な汚れ感覚」とは、「汚れ」が付着した「汚《きたな》い場所」に置いた物が「汚い物」と化し、その「汚い物」が置かれた〔触れた〕場所が「新たな汚い場所」になる……というように、際限《さいげん》なく広がっていく不潔感覚のこと。)

要は、「とがった物」に関わる仕事や作業であっても、最低限度のことは自分でやり遂げる精神力を発揮し、なるべく人に代行してもらわないという自覚を持ってほしいのです。どうしても怯えてしまう道具と関わる際は、人に代行してもらい、謙虚《けんきょ》に「高みの見物」をせざるをえない場合もあるでしょう。つまり、尖端恐怖症の克服においては、それがどのような内容の恐怖であっても、「触《さわ》るべし、使用すべし……」が鉄則というわけではなく、距離を置かなければならない場合があったとしても、やがては克服できる時機が来るものだ……と言っているのです。逃げの心理になるのではなく、「そのうちになんとかなるさ……」と、自分の心を上手に「とらわれ度」の低い状態にしておくだけでいいのです。

おわかりでしょうか？　苦悩者のあなたであれば、その感情（感性）において、この意味合いを克服への有効な道としてとらえていただけるものと信じています。

【2】――「とがった物」は、便利なもの、重宝《ちょうほう》なもの

◇健全性に富んだ使い方（関わり方）をすればよい

人は誰でも、その成長（発達過程）の段階において、日々の生活体験の中で「とがった物」や

「刃物」を安全に扱う技術や「安全性」への感受能力を充分に育《はぐく》みます。太古《たいこ》の昔で言えば、石で作った斧《おの》や槍先《やりさき》や包丁《ほうちょう》、鏃《やじり》などが「とがった物」や「刃物」に当たります。どちらも、人間の知恵が生み出したものです。ですから、使い方(使用目的)さえ誤らなければ、生活必需品としてこれほど便利な「物」はないのです。

しかし、それらに症状的な感覚で関わり、被害者的・加害者的な妄想を膨《ふく》らませてしまっては、いかにも不気味な感じが湧き起こり、それこそ実際に現実化するかのような気分に陥るでしょう。妄想様観念が現実化するなどありえないと考える私でありますが、それは根拠もなく無条件に「あなた」を弁護しているわけではありません。

私は今までに、多くの重度の苦悩者(強迫神経症)を指導してまいりましたが、その中の誰一人として、まるで悪鬼《あっき》のように、「とがった物」を凶器のごとく使った人はいませんでした。彼らは、善良、几帳面《きちょうめん》、完全癖《かんぜんへき》、とらわれ……などの性質が、度を過ぎているだけでした。ですから、必要以上に気を遣《つか》いすぎたり、くだらない考えにとらわれたりする「クセ」が今ついているとしても、今後において修正していけばいいのです。いや、修正するというよりも、「普通の考え方」を以前のように甦《よみがえ》らせればいいだけの話です。つまり、健全に「流れる心」の状態を維持していさえすれば、やがては「とがった物」を便利に合理的に使う「健全性」が板につき、「安全性」の保たれた生活が営《いとな》めるようになるのです。

●独身の「あなた」。今現在、「弱気にならずに、この症状を克服しよう……」と焦《あせ》るほどにがんばっているのでしょうか？　極端な妄想様観念に翻弄《ほんろう》されるほどではなく、かなり「被害妄想的」になってはいても、「健全性」だけは完全に取り戻そうと願っているのなら、その前向きな心の働きこそは、克服に不可欠な「流れる心」への確かなる兆《きざ》しでありましょう。

もしもあなたに、他になんらかのとらわれの症状があったとしても、その「流れる心」の影響を受けて、思いのほかの改善が診《み》られるかもしれません（「流れる心」が尖端恐怖のみならず、その他の症状をも改善するという考え方は、後述する「母親の立場」と「父親の立場」の箇所だけに限らず、特に強迫観念の克服に限りない有効性を発揮すると私は信じています）。

ところで、青春時代の真只中《まっただなか》にいる「あなた」であれば、自分の症状を自分なりに測り、社会生活（結婚生活）にどれくらい適応できるか、あるいは適応できないかということを、「計算」せざるをえない心境に何度か立たされたことがあるでしょう。一途《いちず》に真面目《まじめ》に社会生活適応の問題に取り組まざるをえない……。それが現在の「あなた」の姿でありましょうか？

そういう「計算」をするのは、症状的だとは決して言いませんが、少々、消極的・否定的・非生産的な心の状態ではないでしょうか？（もし現在、入院中とか、外出できない状態であれば、青春時代におけるあるべき姿や生き方や行動の実現を少し先延ばしにして、様子を見る冷静沈着さは必要でありましょう。人は、いついかなる場合でも、「己《おのれ》を知る」能力者であるのが望ましいからです。ただし、必要以上に自分を「病人扱い」せず、今の状態よりも、ただ克服や健常者へと近づくのみ……という姿勢が必要な状態にいるのであれば、ある程度の強迫観念などは、心して乗り越えるしかありません）

さあ、あなたも「気力」を出すことに心を向けてみませんか？

営業マン、事務員、学生……。どんな職業（身分）であるにしても、「青春時代」……という「華《はな》の独身時代」を送っていることに変わりはありません。そんな時代だからこそ、心身の状態が「良化《りょうか》」の一途を辿《たど》る心意気を喚起させてほしいのです。ですから、「尖端恐怖なんてどうってことない……『とがっている物』に勝手にとらわれているだけだ……」と、負け惜《お》しみでもいいから自己暗示してごらんなさい。

これは、日々の生活の中で、「とがった物」への言い知れぬ「恐怖」に堂々と抵抗し、それを使いこなす実践によって、「症状的でない自分」を確立させるということです。なお、ここで言う「抵抗」とは、「恐怖」している自分をありのままに受け入れ、落ち着いて積極的に用向きをこなすことであり、決して慌《あわ》てふためくことではありません。「どうして尖端を気(苦)にするのだろう……」と思い煩《わずら》うなかれ。尖端をもつ物の出番においては、それを使いこなし、次から次へと用事(仕事)を済ませつづけるのです。その建設的な行動こそは、必然的にさらなる「流れる心」の出番へとつながります。

こうした対応を心がけていきながら、気の合う同僚や友人との仕事を離れての交流に、積極的になってみてはどうでしょうか？ ストレスを発散させるためにも、自分の症状にだけ心を振り向けるのではなく、カラオケであれ会食であれ、あらゆることに自由に心を振り向けよう……とすることが大切なのです。そうした行動の中で、健常者と心を一《いっ》にしていくならば、やがては健全な「流れる心」の状態になっていくでしょう。

この前向きな心の流れが一ヵ月、一年と持続されていくならば、それは健全性が保証された人生と言っても過言ではないでしょう。そして、そのうちに好きな人ができたならば、その人とともに、すっかり板(心)についた「流れる心」によって、ますます前向きな人生を歩んでいってください。

どうか意を強くして、「とがった物」を使いこなしていってください。あなたができる最善なる方法は、いつも「前向きな流れる心」での生活を忘れないことです。そうやっていつか、「前向きな流れる心」の発揮を意識せずとも、その無意識的な自然なる発揮を果たせるような「達人」となったならば、私はそれ以上、何も望むことはありません。

●もしもあなたが母親で、不安神経症や強迫神経症、あるいは「うつ状態」（本格的なうつ病ではない）を伴っての子育て中であれば、症状の内容によっては、夫のよほどの理解がないと、「母親としての資格がない……」「子育てに自信が持てない……」などの劣等感、挫折感、さらには自己嫌悪に陥ってしまいます。しかし、たとえそうであっても、精一杯に気を取り直し、今日も明日も健全な思考を喚起させ、手伝ってもらいながらも「流れる心」を発揮していくしかないのです（具体的な妄想様強迫観念の治し方については、今後執筆予定の著書の中で述べるつもりです）。

さて、「とがった物」への感受性が鋭敏すぎて、その「尖端」が反対側を向いていても、自分の方に向いてくるかのように、そして自分に刺《さ》さってくるかのような感性の働かせ方……をする「あなた」。この場合、自分が使用する場合はもちろん、子どもたちが健全に使いこなしている場合にも、「事故」の原因になるという怯えの感情によって、使用の中止や過度の注意を執拗《しつよう》に与えてしまうことでしょう。

真に危険な取り扱い方をしていれば、事故防止のために、正しい認識と実際的な使用法に関する知識に基づいて子どもを指導することは、当然、親(大人)の責任だと言えます。しかし、鉛筆を持ったり、箸《はし》を持ったり、フォークでウインナーを刺したり、工作の宿題で釘《くぎ》を打ったりするたびに、毎回のように、一年経《た》っても二年経っても、子どもが中学や高校を卒業しても、さらに大学生になった場合でも執拗《しつよう》に注意をするのは、たとえ「事故が起きてからでは遅いから……」と合理化を図《はか》ったとしても、それは完全癖《かんぜんへき》を伴った症状でありましょう。

もちろん、あなたは母親として、家の中での行為には何でも注意し、やりこなすべき立場にあります。しかし、必要以上に、病的なほどに、「とがった物」に関わる子どもたちの一《いっ》挙手一投足《きょしゅいっとうそく》にとらわれるのではなく、せめて自分の尖端恐怖を改善するためにも、「とがった物」や包丁などを使う際は、「使うべくして使っていくしかない……」という境地に徹《てっ》するしかありません。

要は、被害者的な妄想様観念であれ、加害者的な妄想様観念であれ、「そんなことは単なる幻のくだらない観念だ……」と、一笑《いっしょう》に付《ふ》してしまうことです。もちろん、すっきりとした気分ではなくても、正しい使い方でその道具(用具)を活用し、健常者たらんとすれば、それでいいのです。

今後は、尖端恐怖に限らず、あらゆる内容の症状に対しても、マイナス思考の習慣はやめ、建設的な思考の能力を高めるようにしてください。極端な言い方をすれば、「何ごとも良い方向へしか考えないし、良いことしか言わない……」と、こだわった方が、むしろいいのかもしれません。それぐらいの心構えのほうが、健常者に仲間入りする近道だと言えるでしょう。

●もしもあなたが父親で、女性のことを見下《みくだ》しているわけではないが、「俺は男で、一家の大黒柱であり長《ちょう》なのだから、女々《めめ》しくはなりたくない……」と願ったとしても、症状によっては、実際には異常と思えるような行動をしているかもしれません。さらに強迫行為があり、その儀式を敢行《かんこう》するために、不本意ながらも、うっかりと妻や子どもを巻き添えにしているかもしれません。

もう何年も苦悩している「あなた」は、強迫観念や強迫行為の克服法はいかにあるべきか……といった指示(指導)を「専門家」(精神科医や心理療法家)から受けているでしょうか?それとも、単に「薬」だけが頼りの状態でしょうか?

もし後者であるなら、それではいけません。どのような形であれ、「心理療法」なくしては、辛《つら》くなるだけでありましょう。あなたにふさわしい「名医」との出会いを願う次第であります。あるいは、実力のある心理カウンセラー(心理療法家)の指導を受けるべきでしょう。それが、苦悩者の心理を知る「元体験者」(私)の本音《ほんね》であり、心理療法家としての願いであります。あなた向きに指導された克服法を実践しているか否《いな》かが、一家の長である「あなた」の社会生活適応と不適応の別れ路になるのであり、それがそのまま一家の幸福度の鍵となるからです。

とにもかくにも、社会生活適応をなんとか果たしている「あなた」。しかし、先ほど母親の場合として述べたように、家族が「とがった物」へ関わっている時には、必要以上の度を越えた注意や指示(干渉)は控《ひか》えることです。幼児や小学校低学年ならいざ知らず、その健全な使用法を身(心)につけた家族に「症状的な気分」で口出しをするのは、あなたの症状克服のためにも決して利益にはならないからです。

自分が「とがった物」に関わる必然性が生じれば、その使用目的にかなうように使うまでです。被害者的・加害者的な妄想様観念が頭の片隅に浮かんだ(気になった)としても、「くだらない幻だ……バカバカしい!」と、その観念を意識的にでも頭の外へ吹き飛ばし、次から次へと建設的・協調的・生産的……な行動へと心を流していくのです。

職場であれ家庭であれ、必要があれば「とがった物」を正しく使い、彼らの健全な輪の中に入り、その目的に意識を向け、完成へと心を流す……。建設的、生産的な方向へ心を流したから心が駄目になる、などということは決してないのです。心を流しつづけていれば、常に流れつづける酸素充分の「賢い川」のように、濁《にご》ることも、氾濫《はんらん》の憂《う》き目に遭《あ》うことも、その可能性は限りなくゼロに近いでありましょう。こうした考え方こそは、将来において、あなたのいかなる神経症状をも、きっと癒《いや》してくれるはずです。

決して慌《あわ》てなくていいから、前方を向いて、日々、「流れる心」を発揮していってください。その前向きな「あなた」の姿こそは、妻や子どもたちから見れば、「一家の主《あるじ》たる父の頼もしい背中」と映るでしょう。

私は本書で、「流れる心」による克服法こそは、症状の内容に関係なく無条件で「地上最強」たるものだと述べているわけではありませんが、この「流れる心」による対応で、希望を持つことができ、家庭崩壊を未然に防げるのであれば、私の理論は、あながち愚論でも間違ってもいないはずです。

これまで述べたことを、「元体験者」としての共感、そして、「あなた」のお役に立ちたいという善意なる純粋な気持ちとして受け取ってくださるならば、これに代わる喜びはありません。

おわりに

本書では、「もしもあなたが……」「〜(な)あなた」という書き方を多用しました。これは、なるべく現実的・実際的な事例に対する身近で具体的な対応として克服法を提示することで、すぐにでも役立つ「生きた本」にしたかったからです。

本書では、「外出恐怖」「乗車恐怖」「閉所恐怖」「高所恐怖」「尖端恐怖」の克服法を述べるにあたって、その症状に至る要因は、複雑に重なり、絡《から》み合っていることも多いという見地から、具体的な強迫観念内容も盛り込んで述べました。ですから、本書で示した克服法がそれらの症状の克服にも深い意義を持っているのです。つまり、単純に「外出恐怖」や「乗車恐怖」を克服しているだけのつもりでも、その方法が、他のあらゆる症状の癒《いや》しにも大いなる力を秘めていると私は考えるのです。

本書を読み進めていくと、一見「矛盾《むじゅん》」と思われるような「文脈」(論理の展開)に出会うかもしれません。これは、一見矛盾に思えても、決して矛盾なのではなく、心の構造における複雑な感情(感覚)のあり方に触れているからであり、克服上、実際的な弊害《へいがい》となるような問題は生じない……と信じての表現です。そうした箇所に出会われたならば、せめて「元体験者」による貴重な「体験の論理」なのだとご理解くだされば、誠に幸甚《こうじん》であります。

なお、本書のあと、「視線恐怖」「赤面恐怖」「群集恐怖」「被害恐怖」「加害恐怖」、さらには、「不潔恐怖」「縁起恐怖」「雑念恐怖」「不完全恐怖」を対象とした著書の刊行をそれぞれ予定しております。読者におかれては、「必要」と感じられたらで結構ですから、確かなる「流れる心」の感覚を、さりげなく、とらわれすぎることなく得るためにお読みくださるよう、よろしくお願い申し上げます。

◎著者紹介──**和久廣文**（わく・ひろふみ）＝昭和八年、千葉県生まれ。若い頃に数々の神経症に苦しみ、その克服の体験に基づき、「流れる心」による心理療法を開発。心理克服センター設立後は、症状者やその家族への「共感」「客観性」を駆使した面接指導と電話指導で数多くの成果をあげている。著書に、『強迫神経症は治る』『不安神経症は治る』『強迫神経症克服マニュアル』『家族に贈る強迫神経症の援助法』『不安神経症と強迫神経症が治る60章』（以上、日本教文社）『新版　あなたの「強迫神経症」』（オーエス出版）『不安がこわい、でも大丈夫』（ネスコ）などがあり、雑誌への執筆も多い。
《連絡先》〒一五二─〇〇三二　東京都目黒区平町一─二六─一七　ソシアル都立大三〇五　心理克服センター
［電話］〇三(三七一八)三一九六

症状別《しょうじょうべつ》　神経症《しんけいしょう》は治《なお》る　1
外出《がいしゅつ》・乗車《じょうしゃ》・閉所《へいしょ》・高所《こうしょ》・尖端恐怖症編《せんたんきょうふしょうへん》

初版発行――平成十四年三月二十日
著者――和久廣文《わくひろふみ》〈検印省略〉

発行者――岸　重人
発行所――株式会社　日本教文社
東京都港区赤坂九―六―四四　〒一〇七―八六七四
電話　〇三（三四〇一）九一一一（代表）
〇三（三四〇一）九一一四（編集）
FAX　〇三（三四〇一）九一一八（編集）
〇三（三四〇一）九一三九（営業）
振替＝〇〇一四〇―四―五五五一九
印刷・製本――東洋経済印刷
装幀――清水良洋
●日本教文社のホームページ　http://www.kyobunsha.co.jp/

ISBN4-531- 06369-4　Printed in Japan